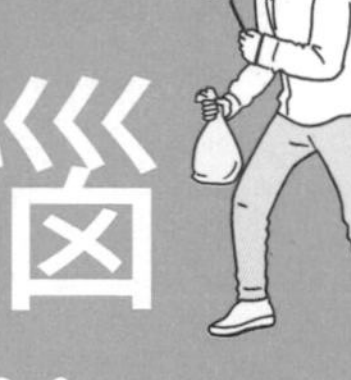

想遠離煩惱就要先管住你的腦

54招超強馭腦術，
工作、人際、戀愛問題
迎刃而解！

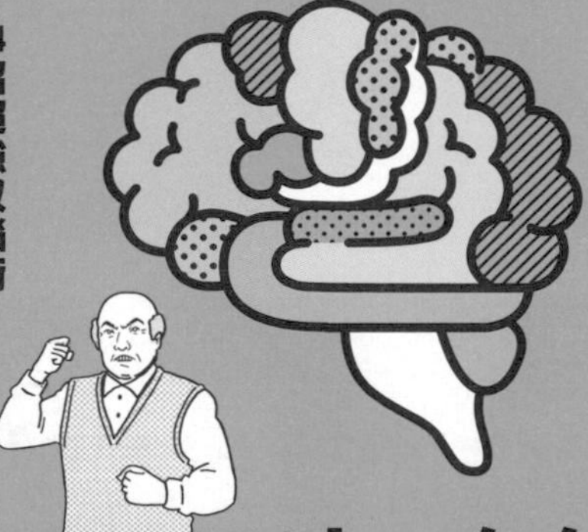

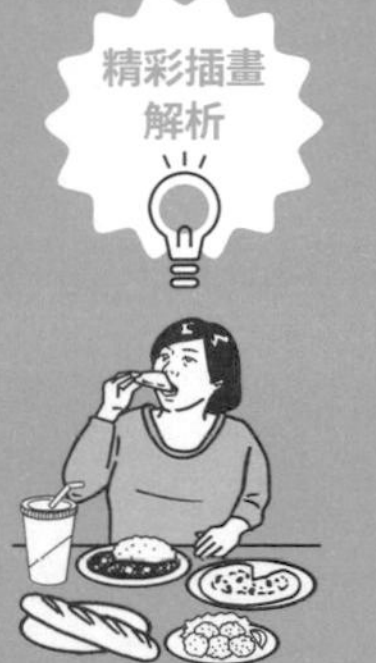

腦神經內科醫師／「大腦學校」負責人
加藤俊德／著

劉宸瑀、高詹燦／譯

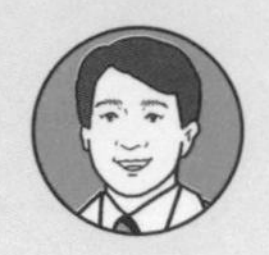

序言

心靈的祕密就在大腦裡面

隨著腦科學領域的發展，我們逐漸能從大腦的角度著手解釋那些過去總認為是「心理作用」的案例。我也曾有一段時間徹底博覽各種心理學書籍，只為把大腦和心靈連繫起來；可是，不管讀再多心理學的書，也幾乎完全無法獲得任何能為大腦與心靈建立連結的資訊。即使是在30年後的今天，此事也依舊令我記憶猶新。

就算在醫學院裡修了神經外科和神經內科的課程，到最後腦部的奧妙與從大腦說明心理問題等教學內容卻不曾出現在課堂規劃之中。

此外，關於大腦的情報也同樣貧乏，醫學上的腦部專書大多都是不斷在描述疾病相關的內容，好不容易終於有提到疾病以外的敘述，也不是在講人類的大腦，而是談論將老鼠或猿猴實驗的成果活用在人腦上的研究發展狀況。

於是，我一邊做臨床醫師，一邊到研究所進修，然後領悟到「要想了解人類的大腦，唯有自己親自動手研究」，並開始踏上作為一名正統腦科學學者的研究之旅。後來，在30歲的時候，我發現了兩種測量腦部活動的方法。

一種是本書中會介紹的fNIRS（功能性近紅外線光譜，➡P.199），另一種則是能夠使大腦網絡運作可視化的MRI（磁振造影，或稱磁力共振）技術。在發現這兩種最新的腦科學技術後，我一直致力於各項研究、醫療行為，以及對本書宗旨「心腦機制」的闡明。透過解開有關腦部的疑問，我們已經漸漸能夠從腦的角度解釋心靈的問題。

大部分人的煩惱或心理問題，很多都能藉由了解大腦來解決。我相信，對自己的大腦感興趣，可以讓人每天過得更開心，同時對周遭也會產生好的影響。

盼望各位務必在理解大腦與心靈的相關資訊，以及我所提倡的腦區理論的同時，樂在其中地閱讀。另外，針對大多數的煩惱，我也提出了 些從大腦觀點出發的建議，所以希望感到活著好難的人也可以試著讀一讀這本書。

只要了解大腦，就能改變人生。

「大腦學校」負責人、加藤白金診所（Kato Platinum Clinic）院長
腦神經內科醫師 加藤俊德

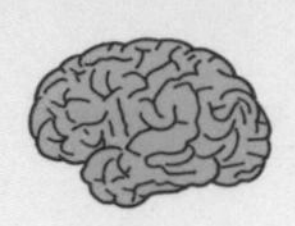

CONTENTS

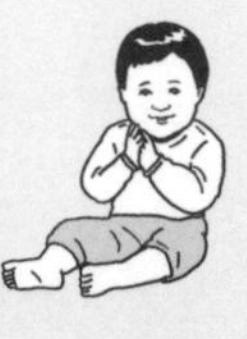

第1部分 從大腦理論了解心理機制

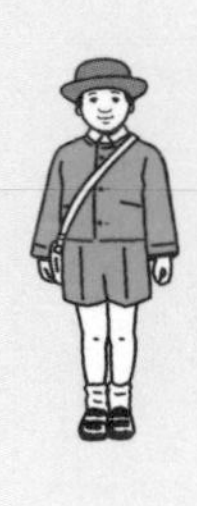

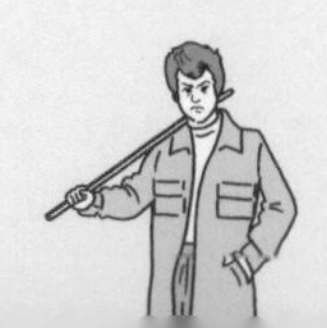

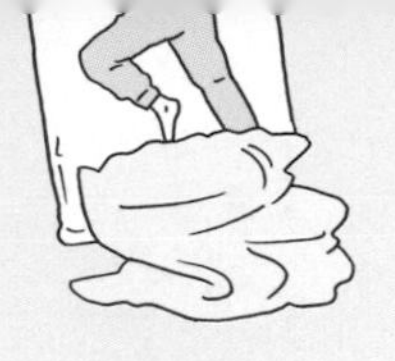

第 2 部分

一切解答盡在腦中！

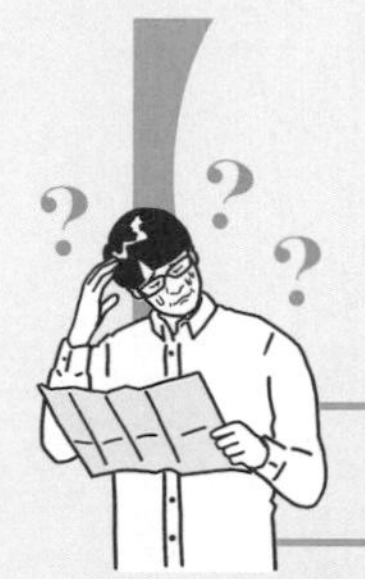

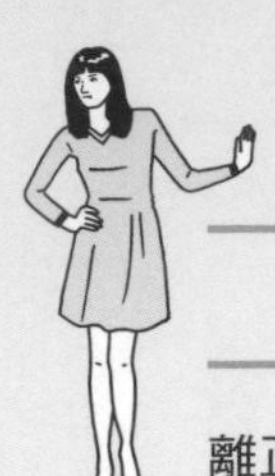

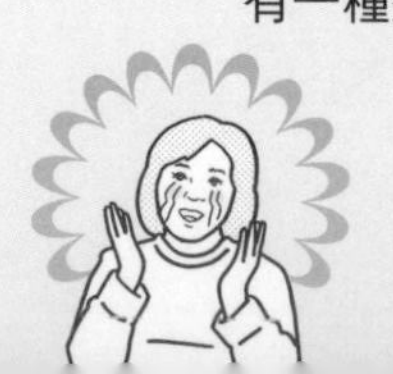

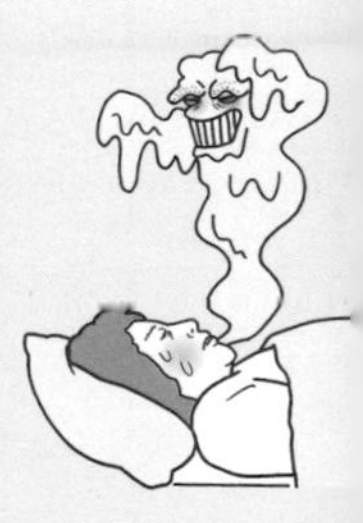

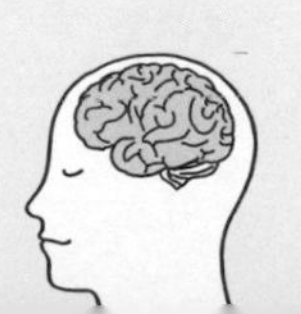

本書特色與使用方式

在本書中，將從「大腦」和「心靈」的角度出發，以通俗易懂的方式解釋在工作、戀愛、日常生活等各種狀況下所產生的疑問。請各位利用本書來建立更好的人際關係，並了解自己和這個社會的運作，也可以單純當成雜學知識輕鬆閱讀。

【第1部分 從大腦理論 了解心理機制】

從基礎開始解釋腦部呈現怎樣的構造，各個部位又分別負責什麼樣的任務。同時也會介紹8個腦區的運作及訓練方法。

【第2部分 一切解答盡在腦中！】

將54個問題分門別類，劃分成「棘手事項」、「行動」、「戀愛」、「心理」、「成功」、「不可思議事件」共6項主題，並從大腦和心靈的層面來深入解說。無論是從第一篇開始循序漸進地閱讀，還是從自己有興趣的項目讀起都可以。

腦區：顯示各頁內容是由哪個腦區負責。

主題：擇選收錄一些任何人內心都曾有過的疑惑。

插圖：透過一看就懂的插畫圖解，加深對文章的理解。

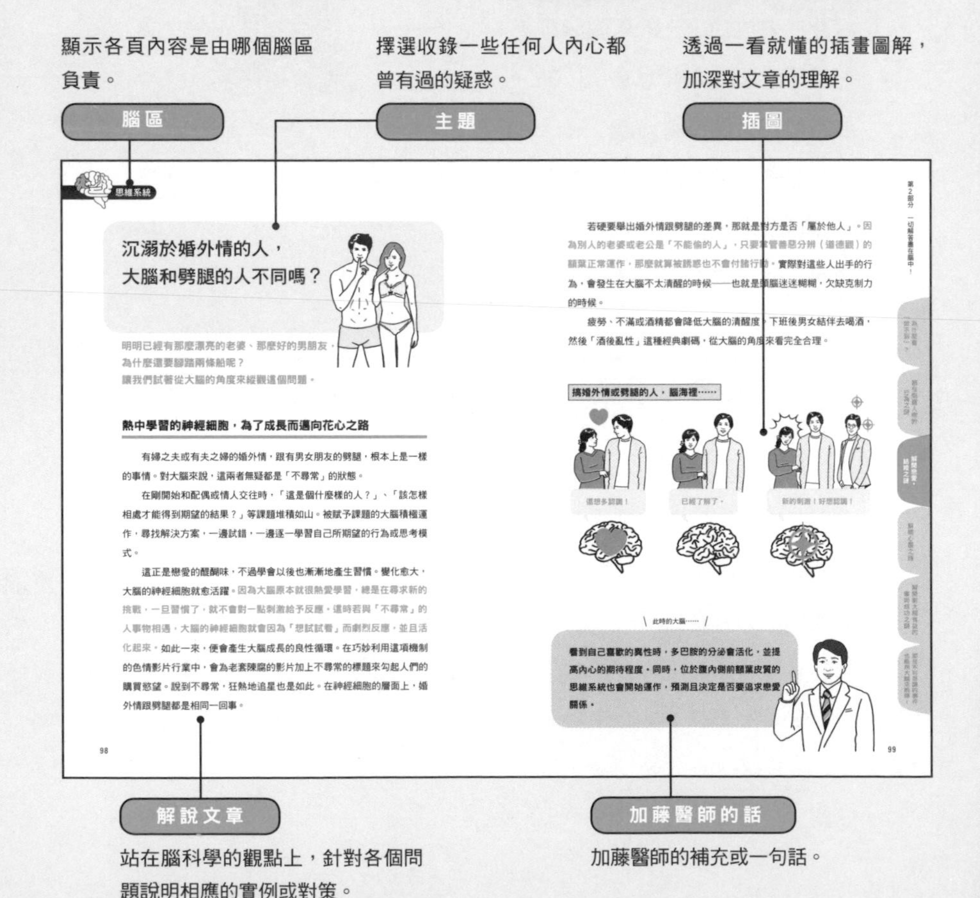

思維系統

沉溺於婚外情的人，
大腦和劈腿的人不同嗎？

明明已經有那麼漂亮的老婆、那麼好的男朋友，
為什麼還要腳踏兩條船呢？
讓我們試著從大腦的角度來縱觀這個問題。

熱中學習的神經細胞，為了成長而邁向花心之路

有婦之夫或有夫之婦的婚外情，跟有男女朋友的劈腿，根本上是一樣的事情。對大腦來說，這兩者無疑都是「不尋常」的狀態。

在剛開始和配偶或情人交往時，「這是個什麼樣的人？」、「該怎樣相處才能得到期望的結果？」等課題堆積如山。被賦予課題的大腦積極運作，尋找解決方案，一邊試錯，一邊逐一學習自己所期望的行為或思考模式。

這正是戀愛的醍醐味，不過學會以後也漸漸地產生習慣。變化愈大，大腦的神經細胞就愈活躍。因為大腦原本就很熱愛學習，總是在尋求新的挑戰，一旦習慣了，就不會對一點刺激給予反應。這時若與「不尋常」的人事物相遇，大腦的神經細胞就會因為「想試試看」而劇烈反應，並且活化起來。如此一來，便會產生大腦成長的良性循環。在巧妙利用這項機制的色情影片行業中，會為老套陳腐的影片加上不尋常的標題來勾起人們的購買慾望。說到不尋常，狂熱地追星也是如此。在神經細胞的層面上，婚外情跟劈腿都是相同一回事。

98

第2部分　一切解答盡在腦中！

若硬要舉出婚外情跟劈腿的差異，那就是對方是否「屬於他人」。因為別人的老婆或老公是「不能偷的人」，只要掌管善惡分辨（道德觀）的額葉正常運作，那麼就算被誘惑也不會付諸行動。實際對這些人出手的行為，會發生在大腦不太清醒的時候——也就是頭腦迷迷糊糊，欠缺克制力的時候。

疲勞、不滿或酒精都會降低大腦的清醒度。下班後男女結伴去喝酒，然後「酒後亂性」這種經典劇碼，從大腦的角度來看完全合理。

搞婚外情或劈腿的人，腦海裡……

此時的大腦……

看到自己喜歡的異性時，多巴胺的分泌會活化，並提高內心的期待程度。同時，位於腹內側前額葉皮質的思維系統也會開始運作，預測且決定是否要追求戀愛關係。

99

解說文章：站在腦科學的觀點上，針對各個問題說明相應的實例或對策。

加藤醫師的話：加藤醫師的補充或一句話。

【第1部分】

從大腦理論了解心理機制

人腦裡頭有著許許多多的神經細胞，這些神經細胞一輩子都會持續成長。在這裡，我們將介紹大腦的基本構造與機制，以及人一生中腦部的發育狀況。另外，大腦負責扮演的角色會依區塊不同而有所差異，後面將介紹日常生活中常用到的8個代表性部位（即「腦區」），以及其各自擔當的職責和作用。

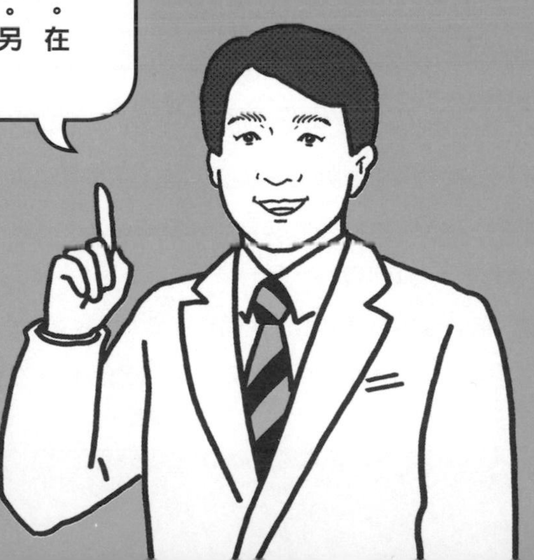

從大腦理論了解心理機制

一起觀察
大腦的構造吧！

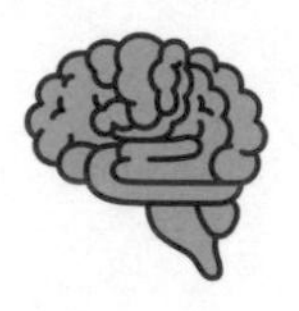

大腦由6個部位組成

人類的大腦受到腦脊髓液包裹，並且被安放在頭蓋骨之中。人腦表面由腦回與腦溝（一般所謂大腦皺褶的部分）所構成，像花椰菜或核桃那樣形成凹凸不平的模樣。成年人的大腦重量約在1400公克上下，約略是體重的2.5%。

人腦由「腦幹」、「間腦」、「小腦」、「基底核」、「邊緣系統」和「大腦」這6個部位組成。由皮質和白質兩者形成的「大腦」約佔整個腦部的8成，負責管理人的行動、記憶與情感等高層次腦部機能，而其他的腦部部位則是不分晝夜地支援著「大腦」的活動。

名為「神經元」、組成大腦皮質的神經細胞約有60種，共分為6層結構，且各自肩負不同的職責。大腦白質裡面滿是從皮質神經細胞延伸出來的神經纖維（軸突），將神經細胞彼此連結起來；左右腦則是透過名叫「胼胝體」的神經纖維相互連繫。大腦基底核位於大腦的深處，內含神經細胞群（神經核），且連接著大腦與腦幹。

從側面來看，以較深的皺褶為界，大腦可區分為「額葉」、「頂葉」、「顳葉」及「枕葉」4個部分；從上面看則可分成「右腦」跟「左腦」兩邊。

腦部基本構造

剖面圖

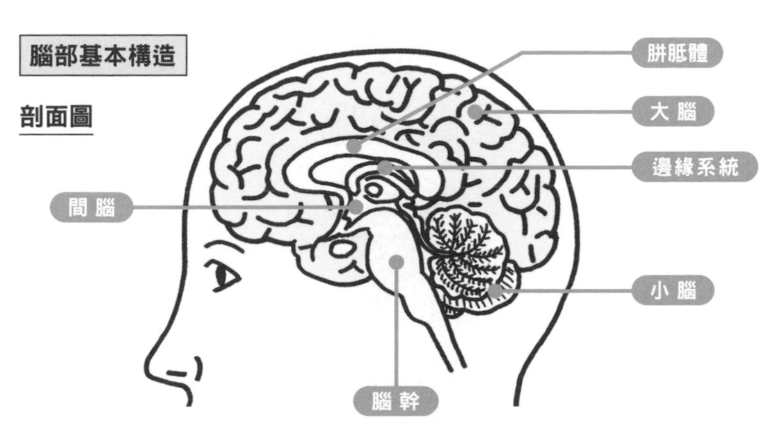

※大腦基底核圍繞著間腦，由尾核、殼核與蒼白球組成。

側面圖

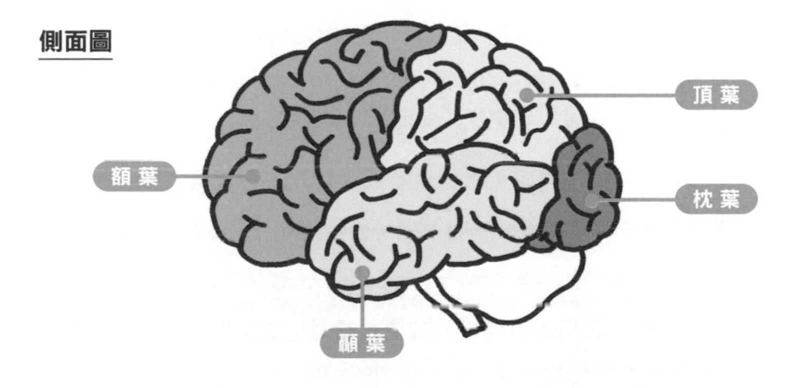

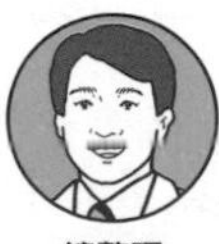
總整理

1 人腦由腦幹、小腦、大腦等6個部位組合而成

2 大腦可分成左右腦或以4個腦葉做區分

3 大腦皮質是由大約60種的神經細胞所構成

從大腦理論了解心理機制

「我們只用到3%的大腦」這是真的嗎？

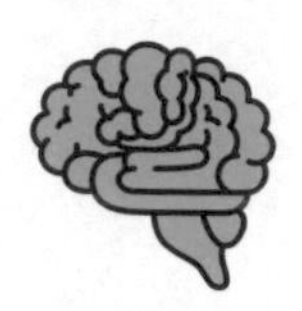

有關大腦的各種傳說與迷信，到底是真是假？

能夠使腦部形態詳細可視化的磁振造影（MRI），在1980年代被應用在臨床診斷上。再進一步，即時測量腦部活動的功能性磁振造影（fMRI）和功能性近紅外線光譜（fNIRS）的原理，則是在1990年代被發現。這在科學的歷史中都是極新的發展，對於人腦的機制，如今尚有很多未解之謎。**多數有關大腦的傳言，都只是把研究小白鼠或猴子大腦的假說原封不動地套用在人類身上，還放大解釋得好像所有人都是如此。**

其中最具有代表性的，是「我們平時只用了大腦的3%」理論。可是這種說法並未明確提到它指的是神經元的運用數量，還是意指大腦活動中的哪個部分，其真假仍不得而知。

人腦中有超過1000億個神經細胞，如果所有的神經細胞都同時活動的話，搞不好會因為能源的濫用而過熱崩潰。從神經細胞的數量上來看，別說是3%，可能連1%都沒用到。

所謂「3歲以前的育兒方式決定了孩子的大腦發育，左右孩子的未來」，這種「3歲神話」也是假的。這應該是基於一份100年前的大腦病理學研究報告所衍生出來的說詞，那份報告提到「3歲兒童的大腦形態幾乎與成人無異」。但現在人們已清楚知道幼年期定下的只是一部分，人的大腦並非終生不變，即使是成人，腦部也會隨著生活環境、年齡或生活方式的不同而持續成長或變化。

與大腦有關的傳說

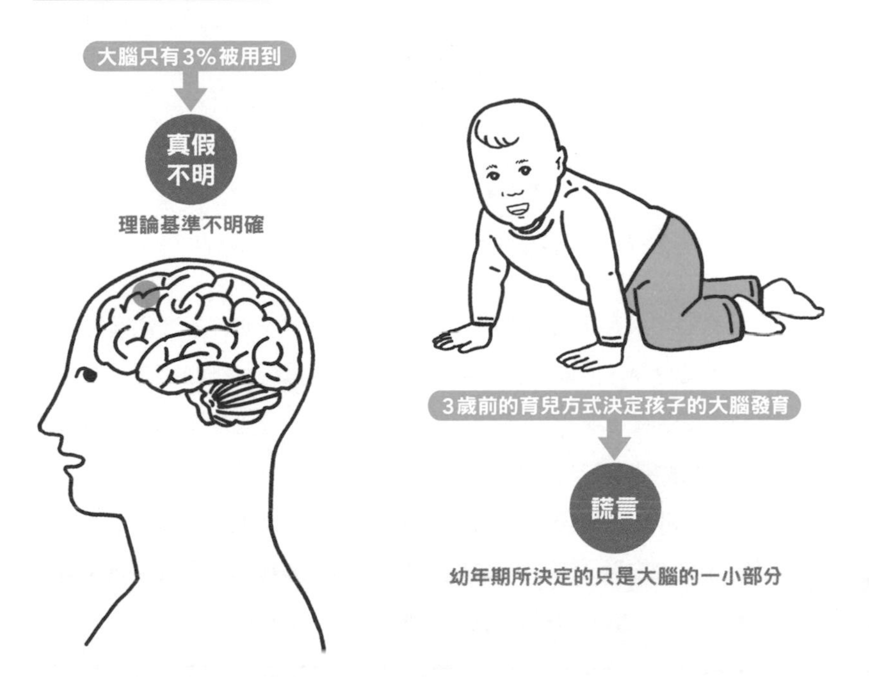

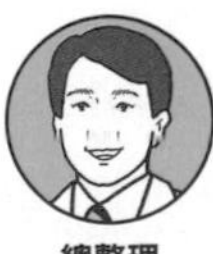

總整理

1 大腦的機制原理目前仍有許多未解之處

2 大腦實際運用多少百分比尚且不明

3 「大腦在3歲前定終生」的說法並無事實根據

從大腦理論了解心理機制

大腦的運作機制

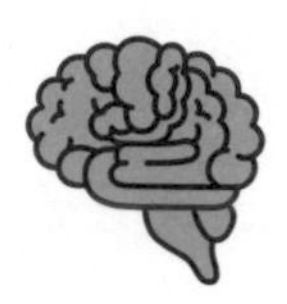

大腦利用遍布全身的神經纖維來收發訊息

大腦透過神經與身體的各個器官相連。當來自身體的訊息藉著神經集中傳遞到大腦之後，大腦會分析這些訊息，然後再經由神經向身體發布指令。腦和脊髓兩者合稱「中樞神經系統」，除此之外的部分則稱作「周邊神經系統」，周邊神經系統大多都從脊髓延伸而出。

自腦部延伸出來的神經系統在延腦處呈X形交叉（錐體交叉），右半身的訊息交流來到左腦，左半身的訊息則傳遞到右腦裡頭。這套系統被稱為「交叉支配」（人體為何會形成這樣的構造，目前還不得而知）。

我們目所能視的事物、耳所聽聞的聲音，這些進入身體裡面的情報會藉由神經纖維傳到腦中，再由大腦皮質進行處理。大腦皮質的每個部位都依其作用命名，各自承擔著不同的專業領域。接下來就以運動系統為例，來看看它的具體運作機制吧！

在活動右手時，訊息將從位於左腦大腦皮質內的主要運動皮質區裡活動手部的神經細胞群開始，順著名叫「錐狀束」的神經纖維束一路往下，到達腦幹裡的中腦、橋腦和延腦之中。再在延腦處從左側向右側交叉，沿著脊髓向下抵達頸髓。從頸髓開始，周邊神經與手部的肌肉相連，藉著刺激而使右手移動。

此外，衛生保健領域裡常常聽到的**「自律神經」也是周邊神經系統的其中一部分。自律神經由交感神經與副交感神經系統組成，連繫著心臟、肺部、胃腸、肝臟及生殖器等器官。**間腦的下視丘透過這些自律神經來控制如體溫、血液循環、呼吸一類，與維持生命有關的無意識活動。

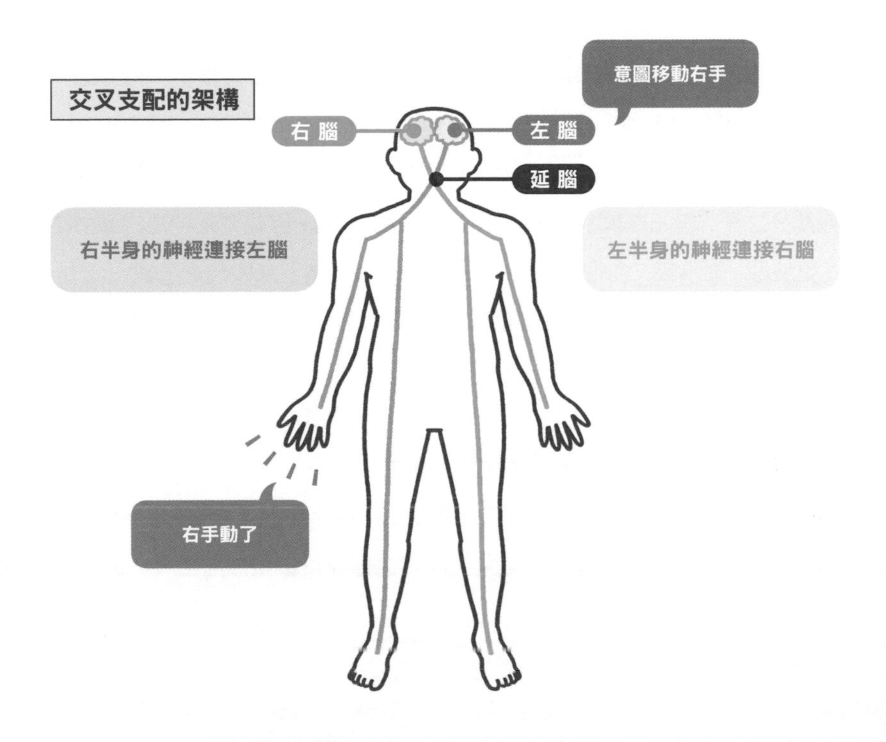

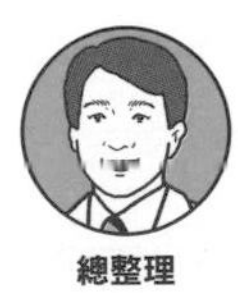

1 大腦和身體是藉由通過脊髓的神經纖維連結起來的

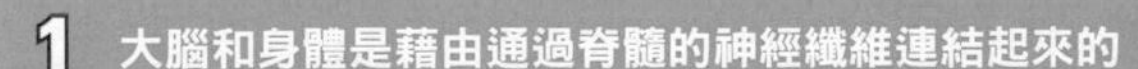

2 右腦控制左半身的動作與感覺，左腦則掌控右半身

3 大腦會自動控制與維持生命有關的活動，無須透過意識

神經細胞網絡傳遞訊息的機制

構成神經系統的神經細胞又稱「神經元」，這些神經細胞會築起一個複雜的網絡，藉此傳達資訊。估計大腦中有數百億個神經細胞，小腦中則達800億個以上，腦部整體更有1000億個以上，這些神經細胞據說可活超過100年。

神經細胞包含作為本體的細胞體、一根軸突以及多條樹突。軸突跟樹突前端岔出多條分支，再藉由這些分支與其他神經細胞相連。這些接頭稱為「突觸」，聽說一個神經細胞約具備1萬個突觸。突觸之間的間隙小於好幾萬分之一公釐（毫米）使得電訊號無法藉此通過。因此會用神經傳導物質（麩胺酸、血清素、多巴胺等100種以上的化學物質）來取代電訊號。

細胞體接收到的刺激會轉化成電訊號，通過軸突，在突觸中轉換成神經傳導物質，再傳遞至另一個神經細胞的樹突裡，並重新轉化成電訊號，然後再次流向下一個神經細胞。藉由不斷重複這個過程，各式各樣的訊息便從大腦傳達到身體、或從身體傳送到大腦中。

軸突上覆蓋著一層絕緣膜，這層膜稱為「髓鞘」，主要由脂質組成，具有提高神經間資訊傳遞速度的功能，同時也會執行直接將訊息傳到軸突裡頭的「軸突運輸」工作。

訊息傳遞的原理

電訊號在突觸中轉換成神經傳導物質

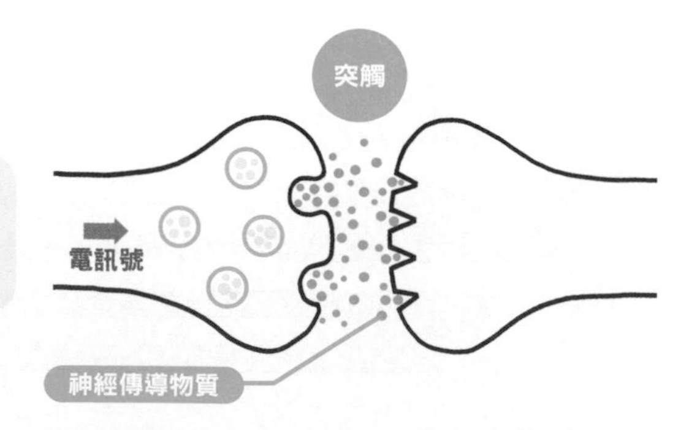

人腦中有比神經細胞更多種類的神經膠細胞，像是微膠細胞、星狀細胞、寡突細胞等等。神經膠細胞被認為具有為神經細胞補給營養或修復損傷等功用。在近年運用小白鼠進行的研究中，明確發現神經膠細胞會伸長它的突起，與突觸傳遞訊息。

神經細胞（神經元）與神經膠細胞

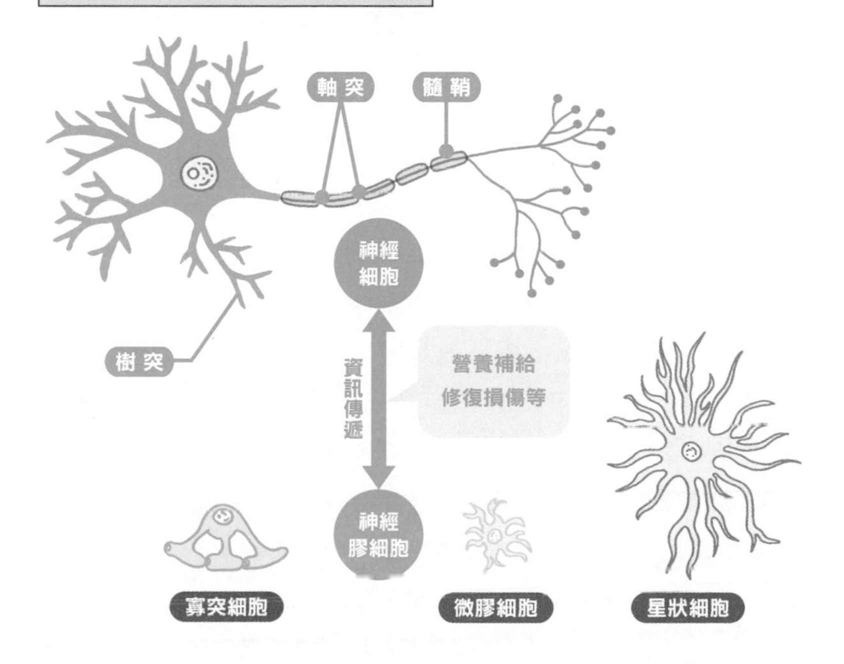

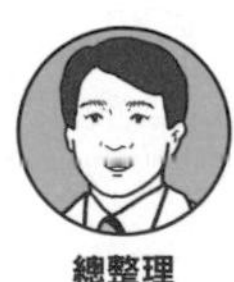

1. 神經細胞會互相連結、建立網絡
2. 電訊號與神經傳導物質負責轉送訊息
3. 神經膠細胞默默支援著神經細胞的活動

從大腦理論了解心理機制

大腦有「區塊」之分

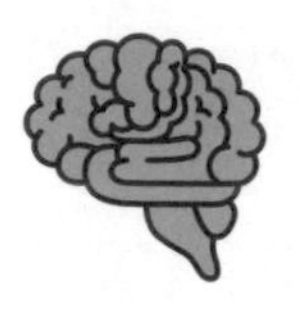

究明大腦區塊存在的、前人的大發現！

主張大腦中特定區域負責特定作用的學說，稱為「腦功能側化論」。

這套理論奠基於住在維也納的德國醫師嘉爾（Franz Joseph Gall），在1800年左右提倡的「顱相學」。嘉爾醫師將人的性格和能力分成27種，並聲稱每一種都有各自對應的顱骨部位。這種諸如「額頭飽滿的人個性慎重」的說法雖然未被學術界承認，但「大腦各部位有不同功用」的論點本身卻傳遍了整個歐洲。

1861年，研究失語症患者大腦的法國外科醫師布洛卡（Pierre Paul Broca）**在左額葉發現語言運動區（布洛卡區）**。1879年，德國神經學學者威尼克（Carl Wernicke）則是在解剖死去患者的腦部時，**發現顳葉裡的語言感覺區（威尼克區）**。這些研究發現證實了大腦功能的側化性。

隨後在1907年，德國神經解剖學家布羅德曼（Korbinian Brodmann）把大腦皮質大致劃分成50個區塊，並為其編入編號，製作成一份「大腦地圖」。這項發現首次明確區分出大腦細胞群的差異。

後來在1950年時，加拿大腦外科醫師潘菲爾德（Wilder Graves Penfield）發表「潘菲爾德式腦地圖」，其中詳細描繪了人腦主要運動皮質區、主要體覺皮質區與人體的對應，為腦部研究的發展立下汗馬功勞。而後在2006年，我為了以正確且容易理解的方式將至今為止有關大腦的各種概念傳遞給一般大眾，因而提出「腦區」的想法（➡P.30）。

大腦區塊研究沿革

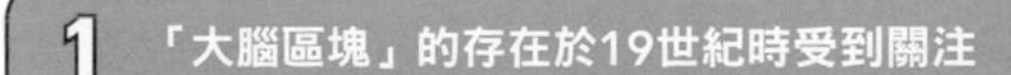

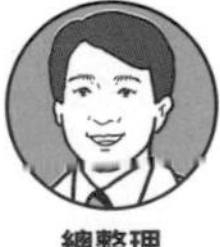

總整理

1 「大腦區塊」的存在於19世紀時受到關注

2 「腦功能側化論」在1800年代被證實

3 目前仍未完全了解大腦功能分布的細節

不同大腦區塊各自分擔專門的功能

額葉約佔大腦整體的3成，位於大腦最前端的前額葉皮質（額葉聯合區）司掌高層次的大腦功能。除此之外，額葉還包括與發言和記述相關的布洛卡區和主要運動皮質區等區塊。額葉、顳葉前方與頂葉比猴腦發達，是人腦的特徵。

顳葉中，除了主要聽覺皮質區以外，還有連結海馬迴（或稱海馬體）、杏仁核的顳葉聯合區，以及理解語言意義的威尼克區。威尼克區藉由被稱為弓狀束的神經纖維與布洛卡區相連，因此有時這兩者也被統稱為語言區。約有九成的語言區都位於左腦。

頂葉裡包含主要體覺皮質區和頂葉聯合區，負責蒐集並統整全身的感覺訊息。頂葉聯合區匯集體感、視覺、聽覺等多種感覺資訊，人就是透過頂葉聯合區來整合資訊，以理解事物及語言。

枕葉含有主要視覺皮質區及枕葉聯合區，不僅負責處理實際親眼所見的訊息，也負責將想像內容影像化及識別文字的任務。

人腦的額葉、顳葉前方和頂葉大而發達

能進行較高層次的腦部活動

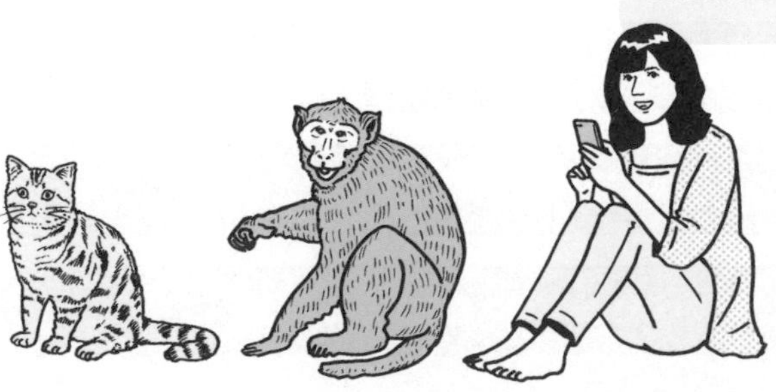

除上述列舉的項目外，還有其他腦部功能區。不管是哪一個區塊，都在各自發揮其專有功用的同時互相協調配合，有時也為了取得最好的結果而互助合作、不眠不休地工作。大腦的此種狀態，簡直可說是人類社會的縮影。

大腦功能區

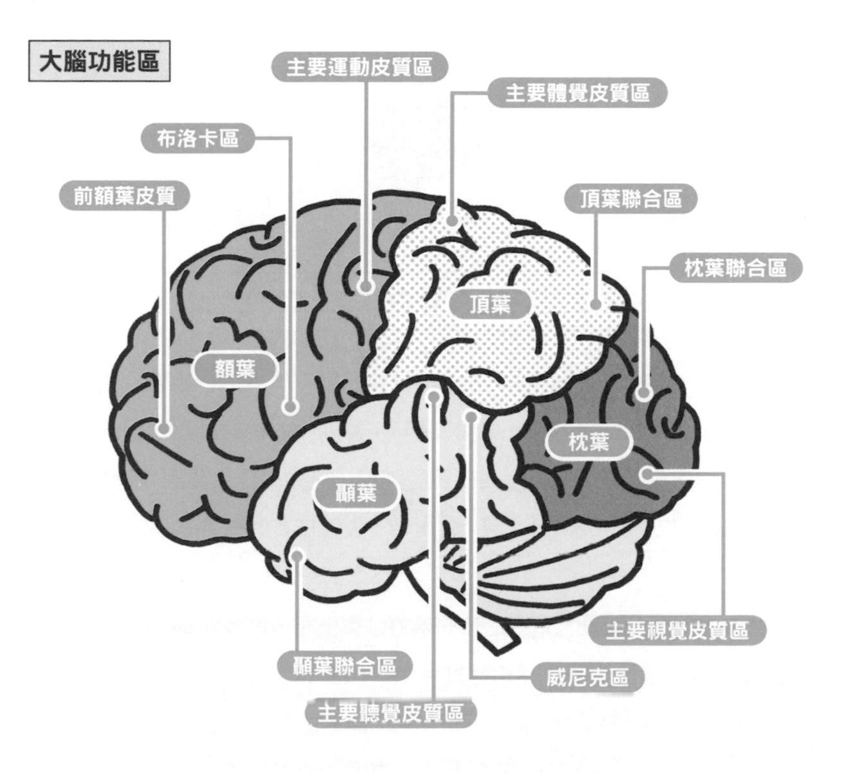

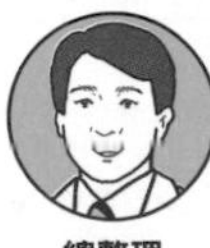

總整理

1 人類大腦的額葉、顳葉前方與頂葉都很發達

2 大腦依區塊不同而分別負責運動、語言、感覺等功能

3 大腦的4個腦葉會互相合作、發揮功用

從大腦理論了解心理機制

大腦的成長與老化

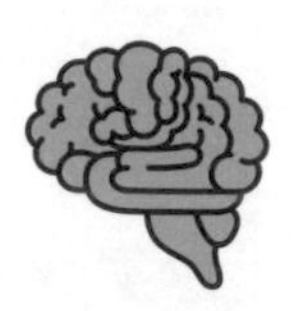

腦部的重量與突觸數量會在3歲以前急遽增加

人類的胎兒會在受精3週之後，長好作為腦部基底的神經管，隨後分化成大腦、小腦及延腦等部位。到第7週時，脊髓中的神經細胞已發育成熟，大腦也開始生成神經細胞。大腦皮質的神經細胞會在出生後到1歲前達到數量巔峰，約為1000億個左右，直到3歲時，大腦皮質的基本結構就幾乎發育完全了。

大腦的重量會從出生時的350～400公克上下，**增長到3歲時的1000～1300公克，在這段時間連接神經細胞的突觸數量也會劇增**。之後則是緩慢增加，到16～20歲時達到巔峰。3歲過後，神經細胞會開始基於個人經驗形成龐大的網絡。**在10歲到青春期這段所謂的青少年時期中，腦內網絡會積極地在頂葉和顳葉中連結成形**。稍晚一點，大概從15歲開始，前額葉皮質與其他大腦區塊的聯繫將更加活躍，思維能力和創造力也會突飛猛進地發育成熟。

自20歲起，是「大腦的成長期」，此時神經細胞的數量逐漸減少，突觸數量則增加並形成新的網絡。除了海馬迴等部分區域以外，失去的神經細胞不會再生，但現有的神經細胞將不斷變化、成長，例如尚未成熟的神經細胞會持續生長，突觸也會增加，並且重組神經迴路。這便是「大腦的可塑性」。

遺憾的是，從40歲後半開始，神經細胞會逐漸老化。由於執掌記憶的海馬迴特別纖細、容易萎縮，所以有些人老了以後會忘東忘西；另一方面，也有的人和30、40歲時差不多、都沒什麼變，到了50歲以後，個人差異會愈來愈明顯。綜合上述，雖然對於大腦的成長和老化，現在仍有許多不明之處，但我們也漸漸找出一些可以稍微防範大腦萎縮的辦法。

腦與年齡

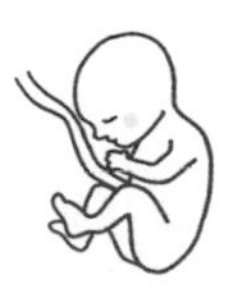
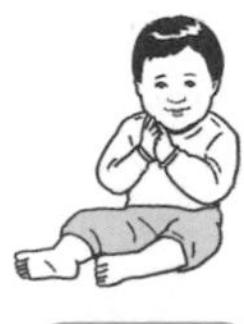
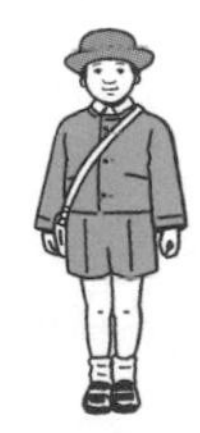
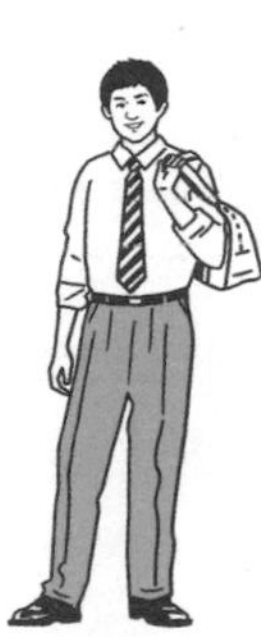
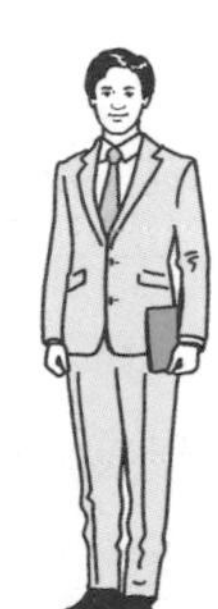
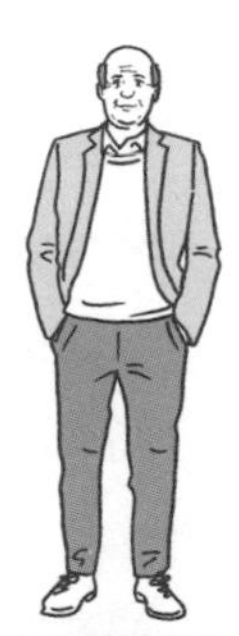

胎兒：生成神經細胞

0~3歲：大腦皮質的基本結構幾乎發育完全

3~10歲：按個人經驗形成網絡

10~20歲：在頂葉和顳葉中組成腦內網絡

20歲~：雖然神經細胞減少，但突觸增加，尚未成熟的神經細胞持續成長

40歲後半~：神經細胞逐漸衰老，個體差異很大

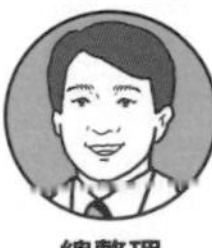

總整理

1 大腦皮質的神經細胞數在1歲時最多

2 神經細胞之間，網絡的發達促使大腦成長

3 隨著年齡增長，大腦的成長與老化將出現個體差異

從大腦理論了解心理機制

嬰幼兒期～學齡期

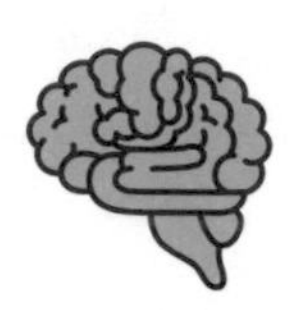

大腦皮質面積擴大，神經細胞的連結激增

剛出生的嬰兒，大腦重量約為成人的4分之1，其大腦皮質的皺褶（新皮質）則大略與成人差不多。然而，連接大腦區塊之間的**網絡除了感覺與運動以外幾乎都還沒成形，脊髓產生的原始反射則為生命的維持提供貢獻**（如喝奶等等）。

伴隨身體的成長，布滿神經纖維的白質會擴大，同時神經細胞所在的大腦皮質表面，面積也會變得更加寬廣，因此使得腦回（大腦皮質皺褶的隆起處）變大，纖維從神經細胞延伸出來形成髓鞘，其形態跟樹木枝椏的伸展頗為相似，故本書將稱之為「大腦的枝幹」。

人類出生後，最早發育的是額葉（主要運動皮質區）、頂葉（主要體覺皮質區）、枕葉（主要視覺皮質區）和顳葉（主要聽覺皮質區）的枝幹。睡覺翻身、坐起、爬行、因開始認人而哭泣、對朗讀的聲音表現出興趣等行為，都是大腦發育良好的證明。雖然情況因人而異，但發育的順序與速度多半都會與大腦枝幹的成長成正比。與思考、創造力及行為克制有關的額葉枝幹，會從出生後5個月到15歲左右為止緩慢成長，然後在青年時期開始迅速發展。幼小的孩童之所以隨處哭鬧，是因為他們整個大腦包括額葉的發育都還不夠成熟，無法好好控制自己的情緒。

在大腦裡頭，司掌判斷力、計畫性、溝通能力的**前額葉皮質的成長期特別漫長，在超過20歲以後還是會繼續發育。**

嬰幼兒期～學齡期的大腦

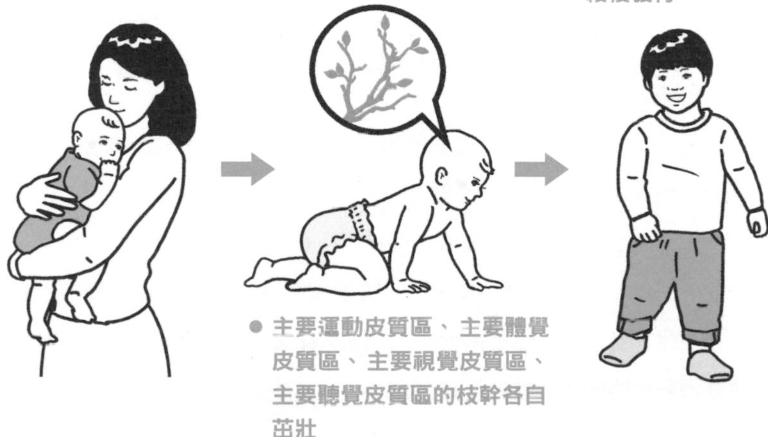

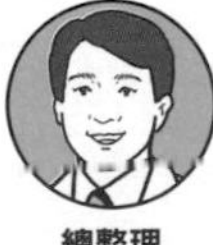

總整理

1. 運動皮質區、體覺皮質區、視覺皮質區和聽覺皮質區快速發育
2. 神經纖維如樹木枝椏般，從神經細胞中延伸而出
3. 額葉的成長速度最為緩慢

從大腦理論了解心理機制

青春期～青壯年前期

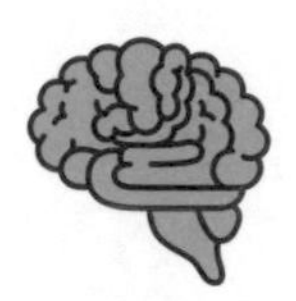

透過各式各樣的經驗，逐漸造就個性化大腦

從小學高年級到高中畢業為止，這段所謂的**青春期在經歷讀書、社團活動、學習技藝、興趣等諸多經驗之後，大腦便會顯現出經常使用部位和不曾使用部位的差異**。若被家長或老師稱讚「足球踢得很好」、「唱歌很好聽」的話，人就會更有幹勁，跟運動或聽覺有關的大腦枝幹也會變得更加健壯。相反地，當遭受「你不適合」、「做得真爛」等否定時，人將失去幹勁，並且因為相關的大腦功能不被使用，而使其成長遲緩、停滯。這種大腦發展的不平衡會慢慢塑造出一個人的個性。

10多歲時的大腦特徵，是令額葉運作的神經細胞網絡尚未完善，對事物好壞的判斷容易表現在有所不足的階段。所以此時很容易被當下的情緒所影響，或是一心追求自己能理解或喜好的事物。「叛逆期」是這種大腦成長過程的體現，也是一種非常健康正常的現象。

腦部的成長能量會在20到40幾歲之間達到高峰。在20多歲時，默默遵從時間表安排的學生時代邁向終結，自主選擇的經驗也有所增加，此時儲存知識和記憶的大腦區塊會不斷成長。大腦發育成熟的30歲以後，若是能夠繼續從事自己喜歡、感覺愉快的事情加深經驗，便可藉此促使理解事物的大腦枝幹茁壯發展。

建立「喜歡」、「開心」的動機，對成人大腦的開發來說十分重要。說是這麼說，但要是一直使用同樣的大腦區塊會導致大腦疲勞，所以在做自己喜歡的事情時，最好也一邊挑戰自己稍微有點不擅長的事物。施加適度的負擔能令大腦活躍起來，並延緩老化。

青春期～青壯年前期的大腦

青春期
叛逆期
青年期
壯年前期
常用部位發育良好
個性的形成
額葉尚未完全發育
容易受當下的
情緒影響
大腦成熟
持續做喜歡的事，理解事物
的大腦枝幹就會發達成長

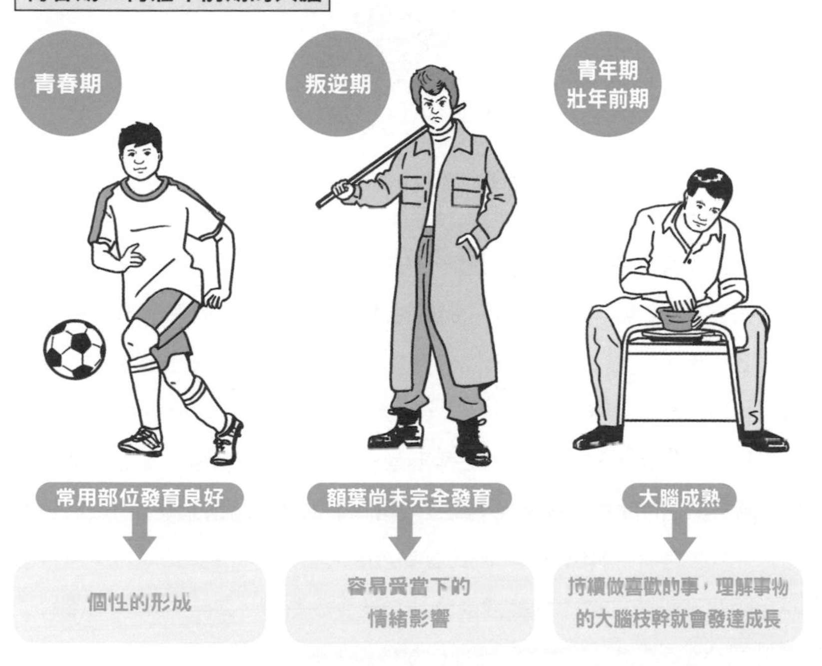

總整理

1. 經常運用的大腦區塊，其枝幹會特別茁壯
2. 10幾歲時的叛逆期是健康正常的大腦現象
3. 30歲以後大腦發育才會成熟

從大腦理論了解心理機制

中年（壯年後期）～高齡期

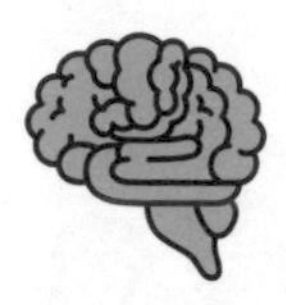

大腦的萎縮會與身體的老化同步進行

雖說神經細胞不會因為到達一定的年齡而驟減，但**大致上，大腦的一部分將在40歲後半開始衰老**。衰老的速度和程度因人而異，無法一概而論，不過**等到90歲的時候，大腦的重量將比60歲時輕100公克左右，額葉跟頂葉的萎縮尤為明顯**。

以女性為例，50歲左右的更年期是一個很重要的階段。分泌女性荷爾蒙（雌激素）的指令原本會從下視丘經過腦下垂體傳遞到卵巢，但由於卵巢退化、無法對指令做出反應，因此容易造成大腦失衡。在這段時期，連接下視丘與腦下垂體的自律神經或內分泌系統受到影響，有時會出現熱潮紅、不明原因的不適感、失眠等，類似自律神經失調的症狀。

假如每天因循常規，新的刺激愈來愈少的話，**就算是健康的人也會變得相當健忘**。像是同時做兩件事的時候很容易忘記其中一件事，**令人難以多工處理事情**。另外，資訊的輸入量因老年失聰或白內障而減少，**使得聽覺和視覺的大腦區塊未被充分利用而衰老**。有時動脈硬化（血管老化）也會使血液循環量減少，造成大腦的萎縮。

一旦大腦開始萎縮，經過的時間愈久就愈難恢復。在現在這個號稱百歲人生的時代，腦部抗衰老（防止老化）是一項最為重要的研究課題。今後要是運用胚胎幹細胞（ES）、誘導式多能性幹細胞（iPS）或免疫細胞（iCS）等物質進行的再生醫學研究能更進一步發展起來，或許將帶來嶄新的可能性。

然而，即使再生醫學投入實際應用，最後能改善的也只是大腦的一小部分而已。因為腦部整體的成長取決於每個人各自的生活方式，所以選擇一種能讓大腦成長、減緩衰老退化的生活，在失智症的預防上也很重要。

中年～高齡期的大腦　※大腦隨年齡增長而產生的衰老，會有很大的個體差異。

大腦的一部分開始老化

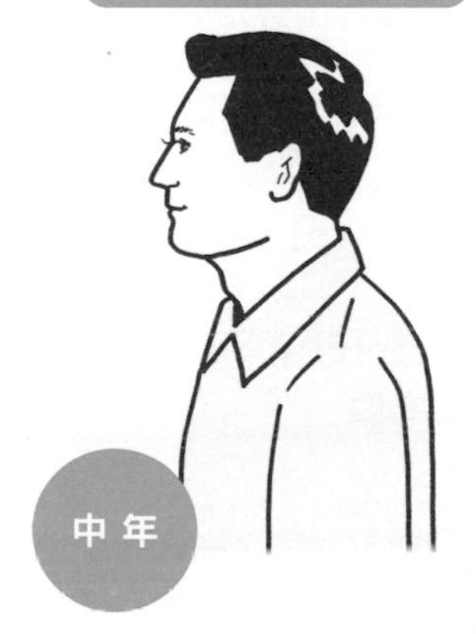

中年

額葉、頂葉萎縮

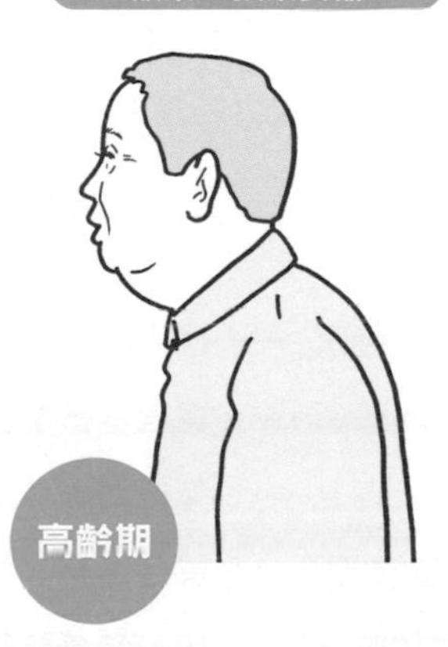

高齡期

總整理

1 大腦將從40歲後半開始老化

2 更年期障礙也跟大腦有關係

3 腦細胞再生的研究正如火如荼地進行中

從大腦理論了解心理機制

大腦可分成 8大區

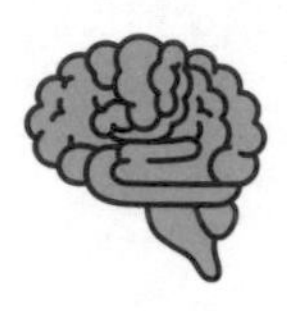

神經細胞群各有各的作用，還會聯合運作

在本書中，我們把效用類似的神經細胞群稱作「腦區」。左右腦各有約60個腦區，總計約為120個腦區，其中大部分都隸屬於大腦之中（脊髓、小腦和腦幹裡也有一些）。按照功能差異，可將這些腦區歸納分類成下列8大系統：

1 思維系統腦區…… **使人產生自發性的思考或行動**

2 情緒系統腦區…… **與表現喜怒哀樂等情感有關**

3 表達系統腦區…… **進行溝通（互相理解）**

4 理解系統腦區…… **讀懂情報並加以應用**

5 運動系統腦區…… **與一切身體行動有關**

6 聽覺系統腦區…… **將耳朵所聽聞的訊息匯集於腦中**

7 視覺系統腦區…… **將雙眼所見事物匯集於腦中**

8 記憶系統腦區…… **儲存累積資訊並加以運用**

情緒系統、理解系統、聽覺系統、視覺系統和記憶系統，是接收外界訊息的「資訊輸入型腦區」；思維系統、情緒系統、表達系統、運動系統，是處理、加工訊息後予以表示的「資訊輸出型腦區」（情緒系統兼具輸入和輸出的功能）。

在實際執行某種功能時，多數情況下，腦區都不會單獨運作。一邊聽人說話一邊思考時，聽覺系統腦區會跟思維系統腦區一起工作；追著球跑時，視覺系統腦區會跟運動系統腦區協同作用。像這樣，大腦的運作是由好幾個腦區的團隊合作組成。

腦區的位置和職責

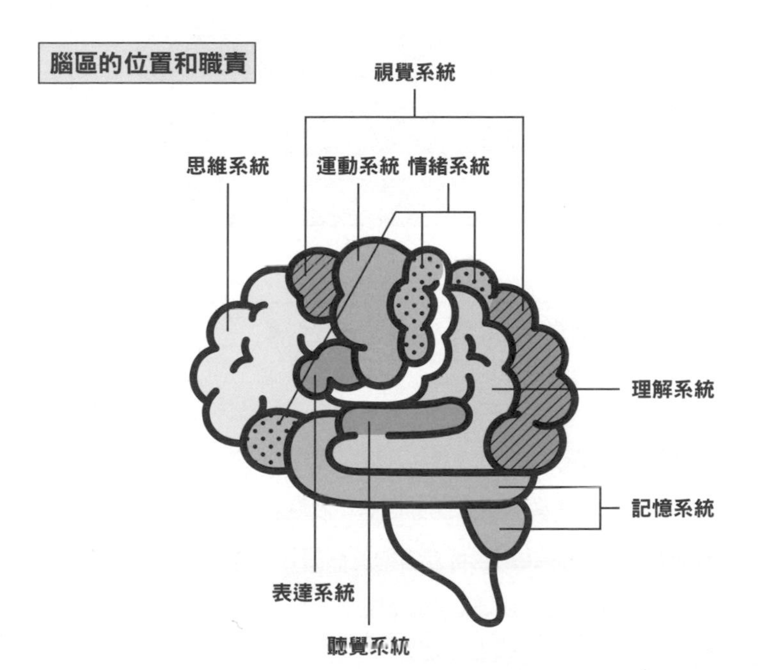

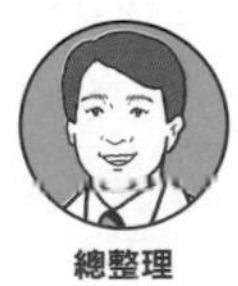

1 相同類型的神經細胞會聚在一起、形成腦區

2 腦區依功能差異可區分為8大系統

3 多個腦區會一起聯合運作

思維系統腦區

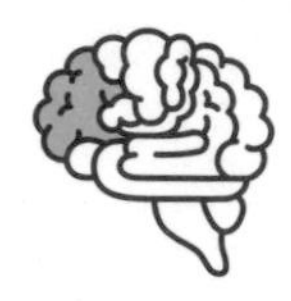

推薦鍛鍊法

出門前先訂好「今日目標」

從周遭人身上找出 3 個優點

中午小睡 10 分鐘左右（讓大腦休息）

藉幹勁和專注力達成目標

思維系統腦區**位在額葉前方廣闊的前額葉皮質裡面**。它與思考和意圖密切相關，具有利用判斷力和專注力實行事務的能力。

我們的左腦擅長以語言做出具體的回答，右腦則會運用在「光靠言語無法表述的時候」，像是產生對影像或音樂的感想等。額頭內側的部分叫做「超額葉區」，它掌管前額葉皮質區中最高層次的大腦功能，亦與人腦的覺醒有關，會隨著意識的增強而愈發活躍。

當心中抱持著「我要提高營業額」、「我要戰勝對手」這類強烈的意念時，**思維系統腦區就會向理解系統、聽覺系統、視覺系統及記憶系統的腦區發出「去蒐集必要的資訊來給我」的命令**。由此可見，思維系統腦區在實現願望（發出吸引力）上扮演重要的角色。對自己施加「感覺有點勉強」的壓力，像是找出一個很難找到的東西，或是為一件工作設定完成期限等等，便能刺激思維系統腦區，使這塊區域的枝幹更加健壯。

情緒系統腦區

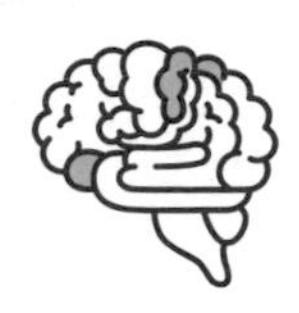

推薦鍛鍊法

回想那些曾令自己喜不自禁、興奮期待的經驗

在筆記本上寫下讚美自己的話

試著戒掉自己最喜歡的嗜好 10 天

經年累月持續成長

情緒系統腦區的核心是在**大腦深處的杏仁核及其周圍**，位於記憶系統腦區的前方。正因情緒系統腦區和記憶系統腦區緊密相連，所以伴隨喜悅或悲傷的經驗才會永存於記憶之中，而且一旦憤怒或焦慮的情緒高漲，我們的思緒就會亂成一團。

其位於右腦的部分負責捕捉他人的情緒，用來接收人們的表情或當時的氣氛，不必透過任何言語，位於左腦的部分則負責產生自己的情緒，如果此區不夠成熟，就無法了解自己，並讓我們在別人面前時腦中一片空白。如果左右側的情緒系統腦區都很脆弱，就會有不擅長應對他人或被害意識較強的情形。

這塊腦區最大的特色是老化速度慢，而且終其一生都會不斷成長。要是與記憶系統腦區和思維系統腦區運動、受到刺激，還能促進大腦整體的活躍度。在情緒系統的鍛鍊上，必須具備一顆利他之心，且持續努力磨練自己。而且還有一件事很重要，那就是不要太過壓抑自己的負面情緒。

表達系統腦區

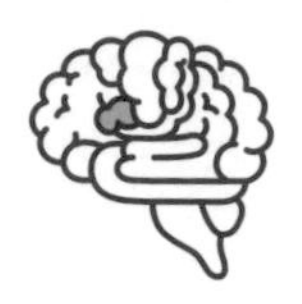

推薦鍛鍊法

- 全心全意招待來客
- 參與團隊競賽運動
- 與遇到的人閒聊

肩負向他人傳遞訊息的溝通職責

表達系統腦區是用來**傳達自己的心情或想法。**

運用語言的「語言溝通」由位於左腦的部分進行，而透過圖形、影像和手勢等非語言的手段傳送訊息的「非語言溝通」則由位於右腦的部分執行。表達系統腦區較發達的職業有業務、銷售人員、主持人、律師和講師等。

表達系統腦區緊鄰聽覺和理解系統腦區，三者形成一套語音迴路，**一起實行聆聽別人說話、理解內容並予以回應的一連串工作。**這段過程還需讀懂對方的表情（了解對方真正想傳達的意思是什麼，或觀察對方是否有聽懂自己所說的話），因此也與視覺系統腦區有關。此外，這塊腦區不僅在自己發出訊息時運作，於獲得對方資訊時也相當活躍，而且在模仿他人或與人共同作業時也會受到刺激。換言之，所謂「聯繫」、「結合」的想法，本身就是培育表達系統腦區的營養來源。

理解系統腦區

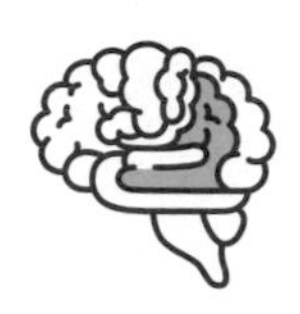

推薦鍛鍊法

- 把10年前讀過的書重讀一遍
- 畫出自家或房間的平面圖與家具配置圖
- 報名擔任社區清潔義工

「好想知道！」的好奇心是成長的關鍵

理解系統腦區會在蒐集並理解眼耳所獲得的資訊時運作。**它橫跨大腦的顳葉和頂葉，以圍繞聽覺系統腦區的樣貌佔據著一塊寬闊的區域。**跟其他腦區一樣，位於左腦的部分負責處理書面文字或口語等語言訊息，而位於右腦的部分則負責圖形、影像、空間等非語言情報。

不僅是如實理解書寫出來的文字或講出來的話語，在閱讀小說時推斷登場角色的人際關係，或是從不善於說話的人口中推測出他想講的意思等，也是理解系統腦區的功能。

有的人年紀大了以後就會變得很固執，老是說一些像是「反正我不懂」、「我都幾歲了，才不用你來教」的話，但要是用這種方式生活，就會愈來愈不常用到理解系統腦區，不明白的事物也會大幅增加。若想培養能夠廣泛、深入地理解事物的能力，**就少不了對未知的事物敞開心扉、積極求知的好奇心和謙虛的態度。**

運動系統腦區

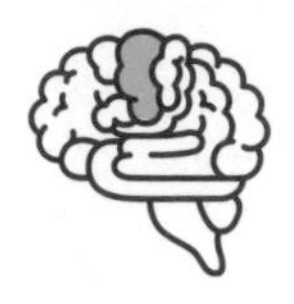

推薦鍛鍊法

- 用非慣用手刷牙
- 說話時加上手勢
- 邊唱邊跳

透過行動與其他腦區攜手合作

主要運動皮質區像髮箍一樣，位置從頭頂（額葉）延伸到左右兩側。運動系統腦區的正後方是執掌皮膚感覺的主要體覺皮質區，這塊腦區是所有腦區中最早開始發展的區域。

運動系統跟皮膚感覺有很強的連結，同時也和情緒系統腦區有所聯繫。小嬰兒在出生前就能踢媽媽的肚子，這項行為也是源於運動系統腦區的作用。

一提到運動，就會聯想到體育運動，不過我們在進行體育運動的時候，不只要活動四肢，還要運用眼睛和耳朵，而且也必須得有「決定把球踢到哪裡去」等判斷力。因此，**藉由廣泛的活動開發訓練運動系統腦區時，其他的腦區也會自動跟著發展茁壯。**若是這種連動性往壞處發展，就會發生「不由自主地打人」或「不小心口出惡言」的狀況。

聽覺系統腦區

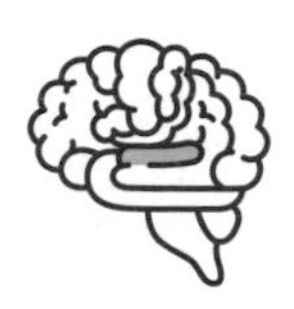

推薦鍛鍊法

- 仔細聽路上播放的背景音樂歌詞
- 專心聆聽風聲、海浪聲、鳥鳴聲等大自然的聲音
- 邊聽廣播邊睡覺

從一大清早開始，運作到很晚為止

位置是在左右耳的內側，而且左右兩邊的功能不太一樣。在聽廣播播放的歌曲時，豎耳傾聽旋律、試圖聽得更清楚的主要是位於右腦的部分，而專心聽懂歌詞則是靠位於左腦的部分。

聽覺系統腦區會與理解系統或記憶系統合作，**不只聆聽資訊，也會將聽到的訊息保存、累積在腦海裡。**針對記不住別人話語的煩惱，與其增強理解力或記憶力，不如先鍛鍊聽覺系統腦區，還比較有可能解決問題。音樂家自不用說，聽取師父的段子並背誦學習的相聲表演藝術家，也是聽覺系統腦區較為發達的職業。

眼睛有眼皮，耳朵卻沒有，因此聽覺系統腦區從早到晚都在全速運轉。然而，即使是這麼像工作狂的腦區，疲憊的時候也不能將聲音訊息傳遞到其他腦區，資訊很容易就這樣消失無蹤。

視覺系統腦區

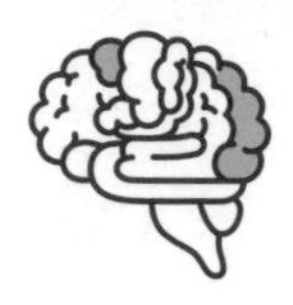

推薦鍛鍊法

- 仔細閱讀電車廣告的每一個角落
- 欣賞啞劇或無聲電影
- 觀察並稱讚經常往來的人的服裝

單單只有「看」是不夠的！

視覺系統腦區會將目所能及的資訊匯集於大腦中。**除了位於枕葉的主要視覺皮質區以外，這塊腦區也涉及額葉的範圍**，並且與有目的的眼球運動有所關聯。視覺系統腦區可細分成「觀看區」、「動作捕捉區」和「鑑賞區」3種。「鑑賞」指的是判斷眼前事物的好壞，要培育這塊區域，必須要有一定的人生經驗。

若用磁振造影技術觀察視覺系統腦區的枝幹，**會發現10個人之中有7個人左腦的部分比較發達。大多數在校成績優良的人都是這個類型**，這種人很擅長閱讀文章字句。另一方面，畫家、設計師或賽車手這類**從事圖像、影像和動作處理的人，位於右腦的枝幹會發育得較為成熟。**

最近由於過度滑手機而導致動作捕捉能力減弱的人，有增加的趨勢。這是因為手機螢幕太小，導致眼球幾乎沒什麼在移動的關係。這也會造成整個大腦的疲勞，所以建議大家盡量適可而止。

記憶系統腦區

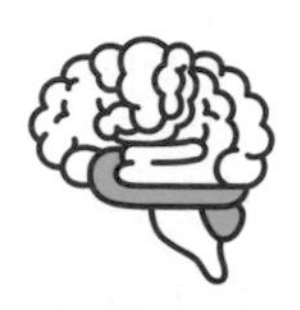

推薦鍛鍊法

- 每天設定 10 ～ 20 分鐘的「背誦時間」
- 學習英文之類的外文
- 預先模擬自己下週的行動

與思維系統和情緒系統關係深切

這塊腦區**位於顳葉的內側及下方，以名為「海馬迴」的器官為中心。海馬迴是一種與記憶的形成和儲存密切相關的器官**。跟其他腦區一樣，位於左腦的部分負責語言記憶，位於右腦的部分則主要負責影像記憶的任務。小腦也在記憶系統腦區中具有一定的作用。記憶系統腦區特別發達的職業，可列舉出口譯員、譯者、歷史學家等。

記憶有兩種，一種是「知識記憶」，主要透過向他人學習或閱讀書籍取得；另一種是「情感記憶」，來自人生中各式各樣的經歷。知識記憶與思維系統腦區關聯頗深，情感記憶則和情緒系統腦區有著密不可分的關係。因此，伴隨知識和情感所發生的事件將以記憶的形式深深刻在大腦裡，而那些並非如此的事情則是很快就會被忘掉。

神奇的是，**「未來記憶」也會刺激記憶系統腦區，譬如模擬預演明天的會議，又或是幻想將來想變得如何之類的**。靈活思考、暢想未來，這些做法都可以增強記憶力。

遠距工作對腦部的影響

COLUMN 1

以新冠肺炎的疫情擴大為契機，致使遠距工作一口氣普及起來。一旦窩在家裡，坐在電腦前的時間變多，最受影響的就是上下班通勤時會用到的運動系統腦區和決定前行方向的思維系統腦區。由於像景色變化這類從外部吸收到的資訊變少，視覺和聽覺系統的腦區也往往不再那麼活躍。如果一個人住，這種見不到任何人也無法跟別人說話的生活若長期持續下去，也就用不到表達系統腦區了。另外，要是因為不被上班時間束縛而睡懶覺或熬夜，使生理時鐘被打亂，那麼記憶系統腦區就會退化，最後整個大腦都會變得遲鈍失常。

不過，也不全是壞事。線上會議不可能讓你打瞌睡，於是便能給大腦帶來適度的負擔。「普通會議會緊張到沒辦法發言，但線上會議就能輕鬆發表意見」世上也有具備這種類型大腦的人。此外，由於都是臉部特寫畫面，所以觀察細微表情的能力也將有所提升，遠比實際見面交談更能加深對對方的了解。物理的距離愈遠，大腦的距離就愈近，這是一種非常有趣的現象。不過，即使一對一可以更深入地交談，在線上會議裡並沒有辦法獲取有關對方狀況的資訊，因此很難察覺整體的氣氛並藉此做出判斷。

【第2部分】

一切解答盡在腦中！

「為什麼是這樣？」想必每個人在面對他人行為、戀愛或社會問題時，都曾有過這樣的疑問。在這裡，我們將探討這些問題的背後，和「大腦」與「心靈」有著怎麼樣的聯繫。就讓我們藉由學習腦部的機制原理來了解自己和這個社會，一起活得更快活吧！

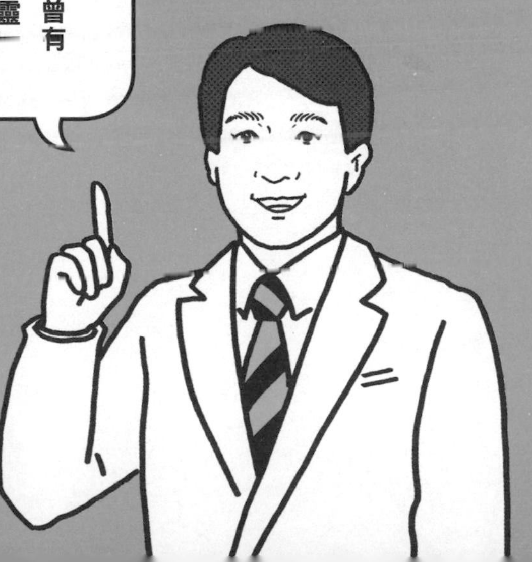

P44

無法整理環境的人
是怎樣的人？

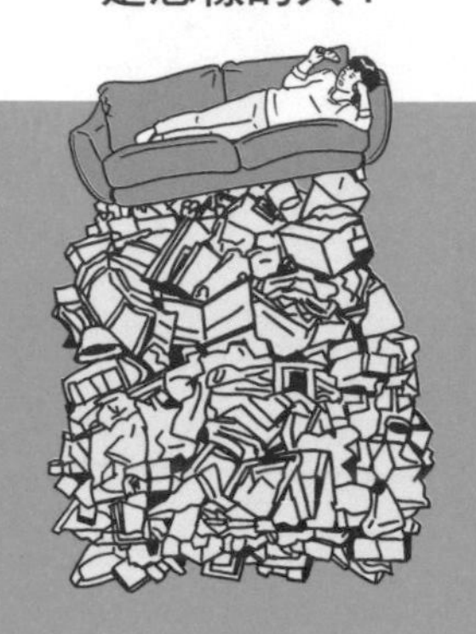

P46

為什麼
看不懂地圖？

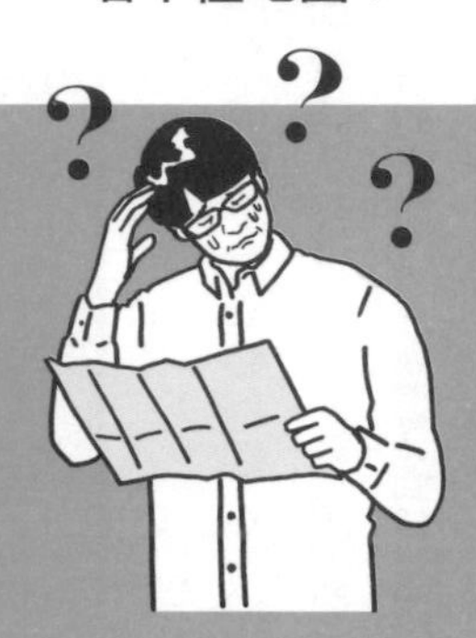

為什麼會
「做不到」？

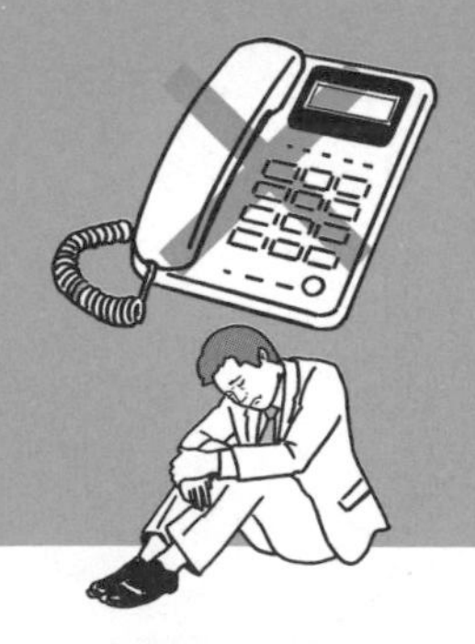

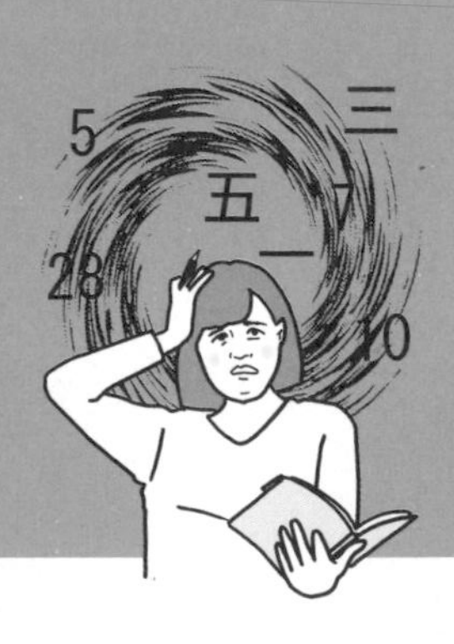

公司裡不擅長
接聽電話的人變多了？

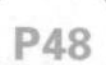

P48

做不好時程管理！

P50

P56

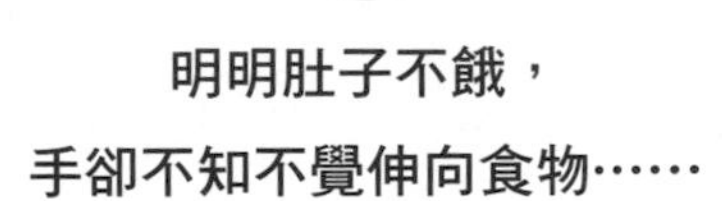

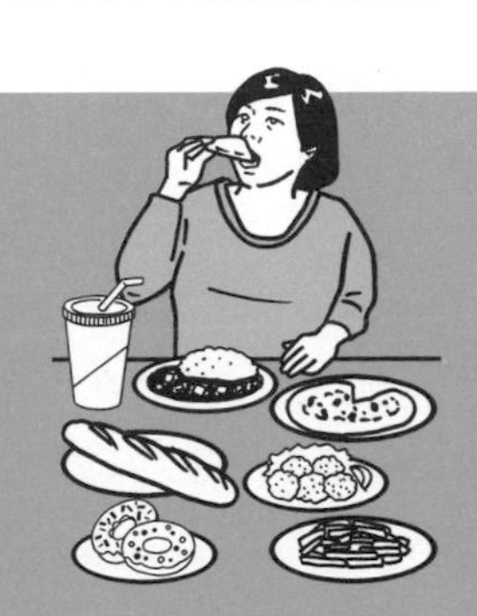

不會打掃收拾、不會看地圖、早上起不來……。
任何人都有自己不擅長的事情，這可能不是天賦或努力的問題，而是取決於你的用腦方式。在這一節中，我們將試著了解各式各樣「做不到」的理由與解決的契機。

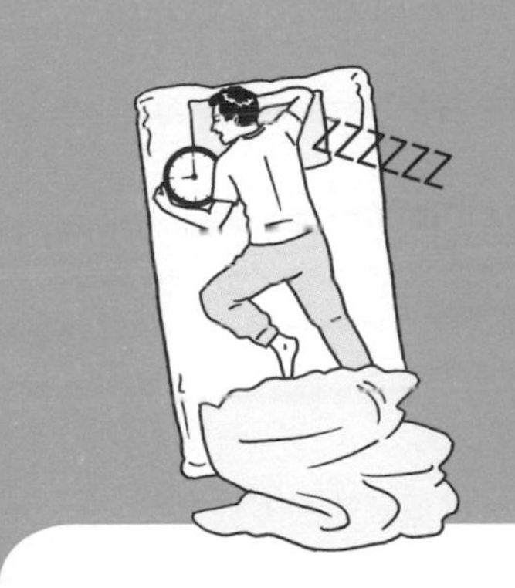

早上起不來。
明明鬧鐘都有響……

P58

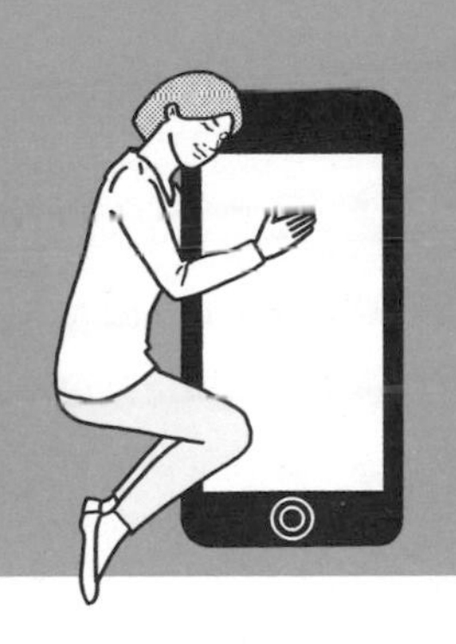

一天到晚
離不開手機！

P60

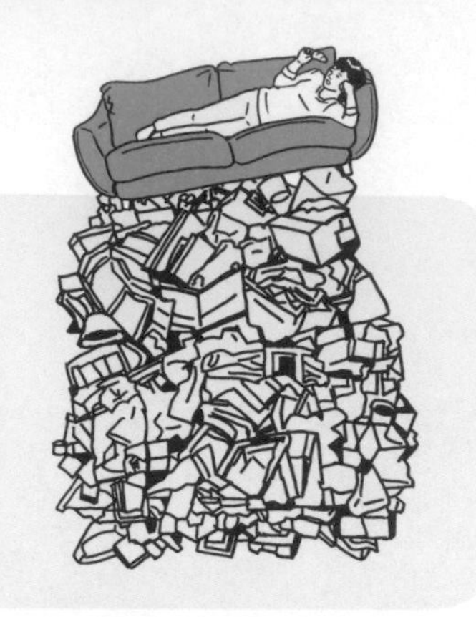

無法整理環境的人是怎樣的人？

桃上亂七八糟，房間裡到處堆滿垃圾。
雖然知道該整理了，可是……
無法收拾打掃的原因就出在大腦上。

不打掃並不是因為「個性邋遢」！

近年來，包括日本在內的先進國家中，「無法整理環境」的人急遽增加。箇中緣由很簡單，就是「東西太多」。尤其在日本，百圓商品等零碎生活用品種類過剩，遠遠超出其他國家。再加上經濟奇蹟時代（1970年代）以前的日本，全體國民都很貧困，繼承當時「不浪費」精神的現代日本人，似乎打從心底認為「就算是用不到的東西，只要沒壞就不能丟掉」。

不過，真正造成人們不能整理環境的原因，既不是心理因素，也不是個性上的問題，而是因為大腦。當我們起身打掃收拾的時候，會用眼睛去看物品散亂的狀況（視覺系統），下定決心整理（思維系統），預想東西要放哪裡（理解系統），以及找出垃圾袋（運動系統）……所有腦區都會被利用到。**這時只要有任一處的腦區運作不佳，打掃就無法順利進行。**也就是說，無法整理環境的人，是有某個腦區比較弱的人。

不善於整理的人有3種。第一種是一般認為最常見的**「打從一開始就沒想過要整理」**型，這種類型的人思維系統和運動系統較差，所以會因為優柔寡斷而無法下定決心收拾環境，身體也不會展開行動。第二種是**「整理得不順利」**型，這種人在把握物品散亂狀況的視覺系統，以及認知空間並考量物品擺放位置的理解系統上比較弱。第三種**「就算整理完也會馬上變亂」**型，可能是記憶系統較弱，無法記住物品原本的位置；或者是表達系統不太發達，沒辦法尋求家人或其他人的配合、協助。至於患有ADHD（注意力不足過動症）的人，就算他們知道物品原本的位置，在整理環境時也可能會因為注意力被其他事物吸引，而只整理到一半，讓環境一直亂糟糟的。

整理時會用到的腦區

觀察（視覺系統）
下決心（思維系統）
預想（理解系統）
行動（運動系統）

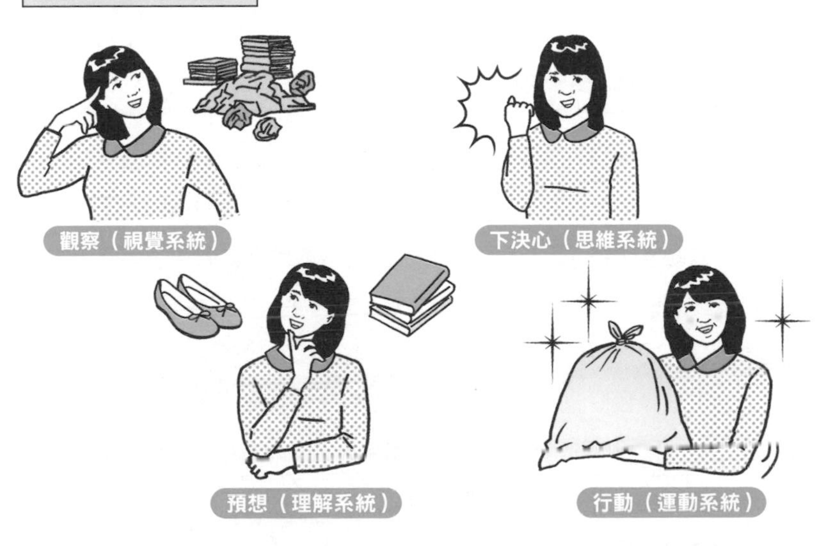

無法整理環境的人是這樣子的……

一旦桌上雜亂無章，腦子裡也容易亂成一團。如果視野內有多餘的東西，專注力就會下降，因此我每次做完一個案子時，都會把相關文件收到自己不會去看的地方。

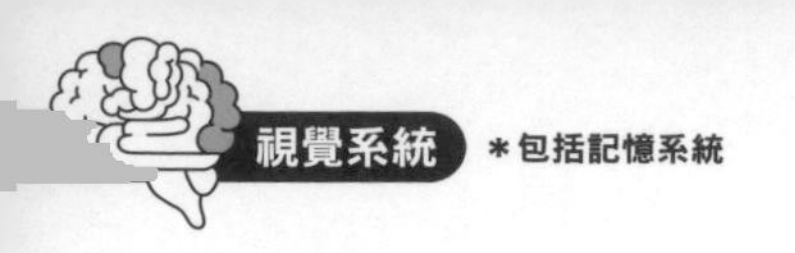

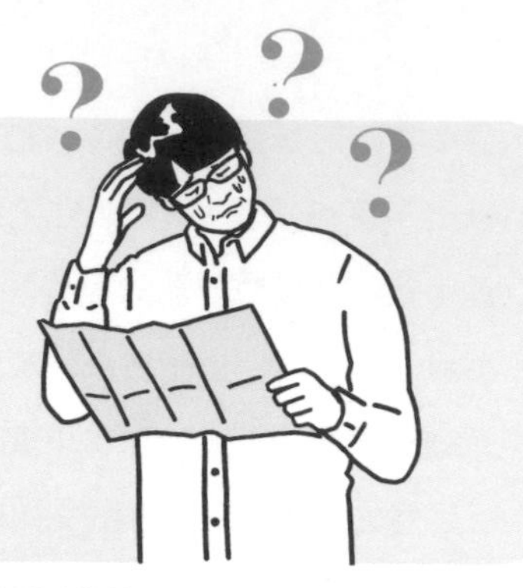

為什麼
看不懂地圖？

紙本地圖看不懂，就算用智慧型手機或汽車導航
也到不了目的地……。
其背後真相到底是什麼？

主掌語言區的左腦佔優勢地位&沒有用過地圖

看地圖時會用到的腦區是右腦後腦勺的視覺系統，以及跟視覺系統相連的記憶系統。要記住路線和街道，這些部位必須非常發達才行。年紀大的人之所以經常迷路，正是因為視覺和記憶系統隨著年齡增長而衰退的緣故。在專門術語上，我們稱之為「頭向失定向」或「街景失認」。

像這樣的記憶叫做「影像記憶」，主要由右腦處理。不過，**對於具備語言區的左腦較佔優勢的人來說，透過言語來解釋似乎會更好理解。**「從某某車站A1出口出來後右拐，過了郵局再左轉，就在第3個紅綠燈前面」如果像這樣用語言來表示，這種人就能不靠地圖抵達目的地。這類傾向之所以在女性中比較常見，是因為女生學習字彙的速度普遍比男生快，語言能力也比較好；但另一方面，她們較難記住影像記憶。

如果想增強自己看地圖的能力，必須實際拿著地圖到當地走一走才行。過去也有過這樣的實際案例：一位女性開始在房地產公司工作後，就能夠看懂地圖了。這是因為她透過反覆實際體驗鍛鍊了大腦。

一旦看錯山岳地形圖或海圖，可能攸關登山家和航海士的性命。以這些職業為首，**解讀地圖能力強的人，其共通點是「會意識到東西南北」**。**他們看的不是前後左右等「方向」，而是「方位」**。

不擅長看地圖的人，請務必試著模仿這些人看看。日文裡，「模仿（Mane）」跟「學習（Manabi）」的語源相同，而模仿正是學習的第一步。這對大腦來說，是一件非常值得高興的事情。我想，從自己家附近這類熟悉的地方開始，應該是個不錯的主意。請看著地圖，腦中意識到東南西北方位的存在，同時實際走走看。這麼做不但能訓練視覺和記憶系統，還能鍛鍊到運動系統。

視覺及記憶系統訓練法

就這樣繼續往北走吧！
意識到方位
並實際走走看

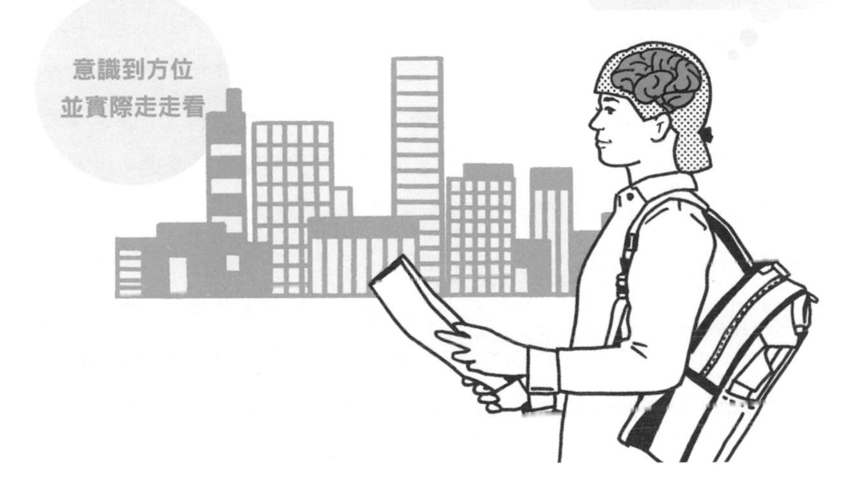

\ 加藤醫師有話說 /

假使對自己不擅長的事物感到自卑或內疚，情緒系統就會更努力工作，還會妨礙其他腦區的運作。誰都會有不擅長的事，所以別硬要自己解決，依靠他人也是很重要的喔！

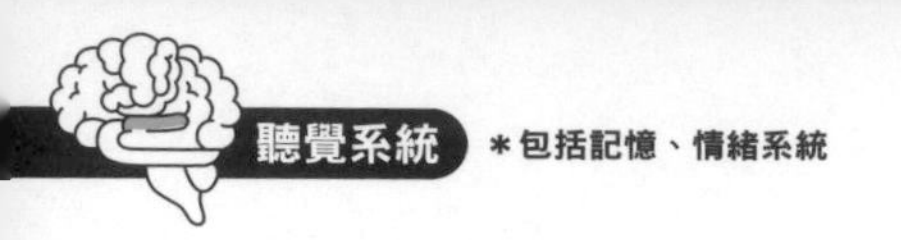

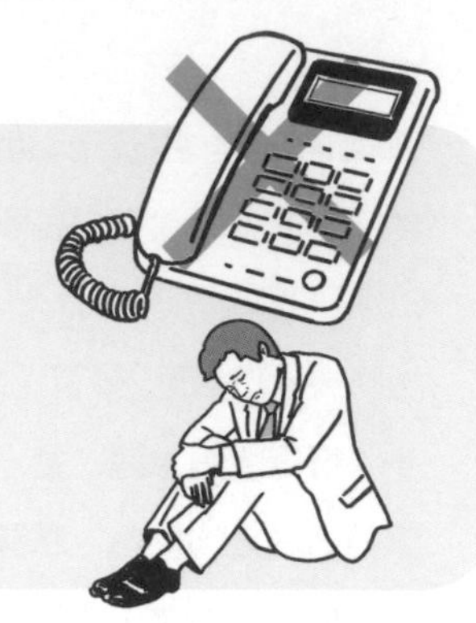

公司裡不擅長接聽電話的人變多了？

學校不會教我們接電話的技巧。
進入社會後，才被人說「你連電話也不會接嗎？」
而深受打擊!?

因為更擅長閱讀文字，所以很遺憾……

人們不善於接聽電話的其中一個原因，是來自於整個世代。很多年輕人雖然擅長藉由社群網站交流，但卻不熟悉單純只有聲音的溝通。以腦區理論來講，就是**「視覺系統強，而聽覺系統弱」**的意思。

聽覺及記憶系統較差的人，無法把對方說的話記在腦子裡，只要一放下電話聽筒，就會忘記方才的對話內容。儘管只要做筆記就好，但運動系統退化的人做不到「邊說話邊寫字」的多工處理作業。明明可以做到其他類型事務的一心多用，接電話的時候卻不知道為什麼辦不到的人也不在少數。

「一小時一通電話倒是沒問題，但來電數量一多就會陷入恐慌」，像這樣的人**在理解系統與思維系統上比較弱勢，他們的工作記憶（暫時保存資訊，並在短時間內處理的一種能力）呈現負荷過重的狀態。**

當情緒系統較弱時，因為很難透過聲音來了解對方的心情，所以有時候會說出一些離譜的話惹對方生氣。畢竟無法透過耳朵察言觀色。

在學校成績好、學歷高的人之中，屢屢可以看到一些不擅長接聽電話的人。這些人的視覺系統十分優異，在以讀寫為主的學業上能取得不錯的成績，不過有喜歡獨處的傾向，運動系統等其他腦區也較為纖弱。如果公司裡有這樣的人，讓他們負責文書工作就能進行得很順利。

只要透過累積接聽電話的經驗來鍛鍊大腦，就有可能改善不善於接聽的現況，但是如同上述，作為「智慧型手機原住民」的年輕人，在這方面的經驗值相當低，他們可能連傳統電話的本尊都沒看過，因此無法指望他們立刻上手。

聽覺及情緒系統訓練法

好厲害喔！
所以發生什麼事了？
好好聆聽
對方說的話

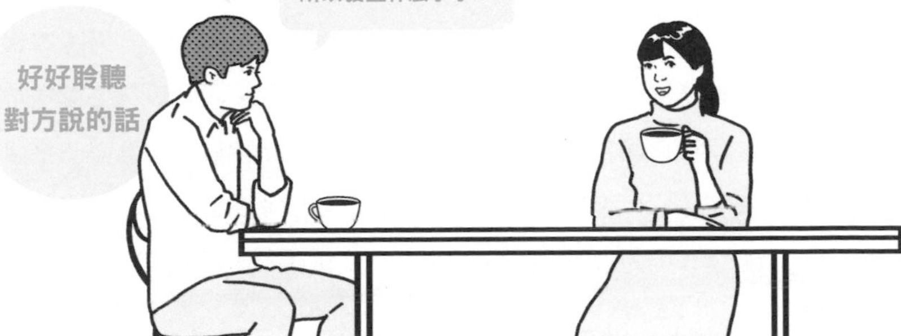

＼ 擅長接聽電話的人是這樣子的…… ／

能完美接聽電話的人，一般是所有工作都做得很好的人。可以聽聽親朋好友的長談，尤其是在沒什麼要緊事的狀況下陪他們聊很久的電話，如此一來，就能鍛鍊到聽覺及情緒系統，讓自己得以在電話接聽上變得更為上手。

做不好時程管理！

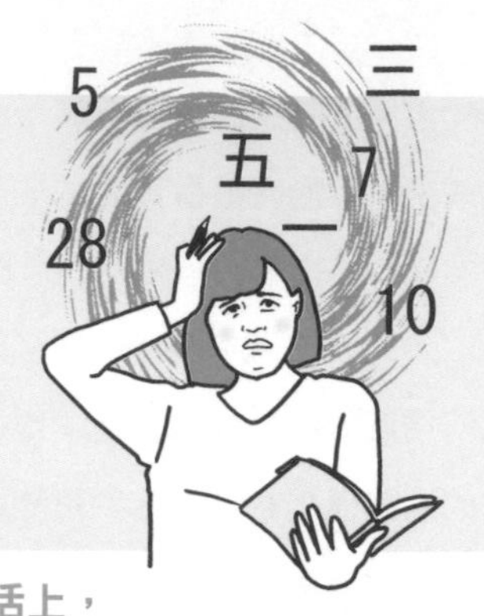

現代人的生活裡，不管是在工作還是私生活上，
都有一堆「不得不做的事」。
善於分配時間的人，其大腦究竟有何不同？

兩大原因：理解系統腦區、夜貓子型的生活

假如你是**一個有瞬間爆發力的人，或是一名短時間內就能迅速準備好的人，那就不需要管理你的時程表了**。這種類型的人一旦試著去遵守時程安排，有時反而會讓自己的表現變差。你是否懷抱誤解，認為自己是個「連行程都安排不好、沒用的人」呢？很多否定自我的人，會將自己大腦中「有某部分運作能力較差」的事實過分放大解釋，深深覺得自己什麼事都做不好。

「沒有啦，我**既沒什麼爆發力，又做不好時程管理**」，若你是這樣的人，可能的原因有二。一是**因為想像力較差，無法預測未來**。想像力是「推測並理解」，即理解系統腦區的工作。這邊推薦各位一個有點好玩的訓練法，那就是觀察電車裡的其他人。以陌生人的服裝或長相等少許資訊為基礎，猜測「那個人看起來很想睡，應該是熬夜了吧？」、「那些人說的話是名古屋的方言吧？感覺不是朋友，而是同事呢！」，**放縱自己的想像力，藉以活化理解系統腦區**（不過請注意，不要一直盯著人家看喔！）。

第二個原因是**缺乏時間意識**。這類人的特點是早上常常起不來，呈現一種「因為起得晚，導致時程表變得很緊迫」的行動模式。時程愈是延宕，大腦就愈感疲勞，讓人整天昏昏沉沉，於是待辦任務也就更難完成了。

因此制訂時程表的關鍵是「不要相信晚上的自己！」。**無論如何，請先決定好就寢的時間吧！然後從這個時間往前逆推，藉此安排行程。**像檢查郵件這種必須集中注意力的工作，或是非你親自出馬不可的事項，最好都安排在中午以前的時段。

用逆推的方式制訂時程表

今天一定要在晚上11點睡覺！
要做到這一點……
20：00 晚餐
19：00 回家
17：00 開線上會議
15：00 撰寫企劃書
13：00 午餐
11：00 檢查郵件
⋮

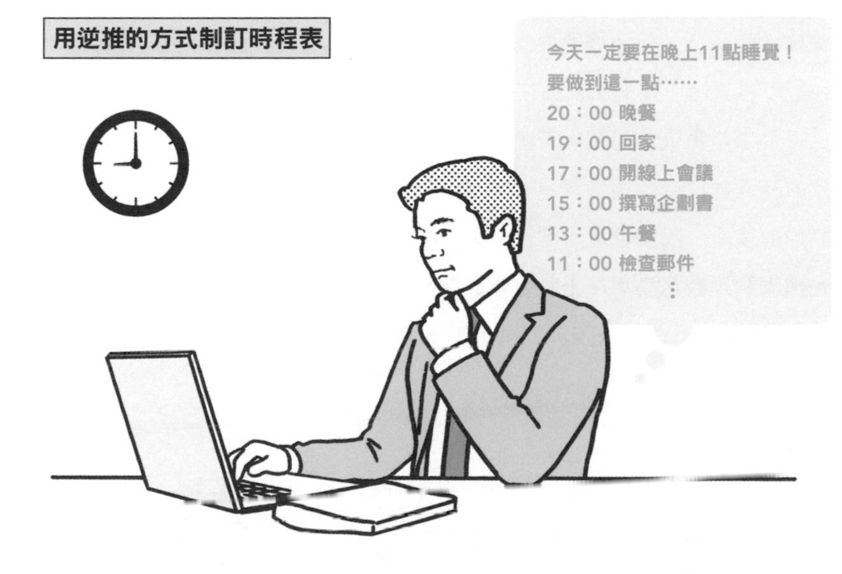

\ 加滕醫師有話說 /

旅行是個好選擇，即使是短程的也很不錯。因為安排訂票、預約飯店、整理行李、移動等待辦任務多，讓人不得不產生時間意識，所以能切切實實提升自己的時間管理能力。

只要加上時限（截止期限），就能活化大腦

一般來說，日本人往往會確實遵守「開始的時間」，但不太遵守「結束的時間」。也許是因為曾有很長一段時間將無薪加班視為理所當然，而且即使在現代，很多公司裡也會有拖延加班或會議無法按時結束的狀況發生。就算是自由業或數位遊牧工作者也經常工作到深夜。

與其說這些人不善於控管時程表，不如說他們不擅長安排時程更為準確。

人類的大腦有一個特性，就是「設定好時限（截止期限），做起事來會比較輕鬆」。前面提過要先「決定就寢時間」，也是利用了這個特性。制訂時程表時，要把重點放在結束，而非開始。

不僅是每天的行程，**還要計畫一週、一個月和一整年這些不同時間跨度的時程並加以模擬演練，一旦將這個習慣建立起來，就能磨練自己對時間的敏銳度**。因為會運用到想像力，所以可以連理解系統腦區一併加強。也建議利用智慧型手機上的手機應用程式（APP）列出待辦清單並再三確認，或是用10分鐘做好出門的準備來鍛鍊自己。

理解系統訓練法

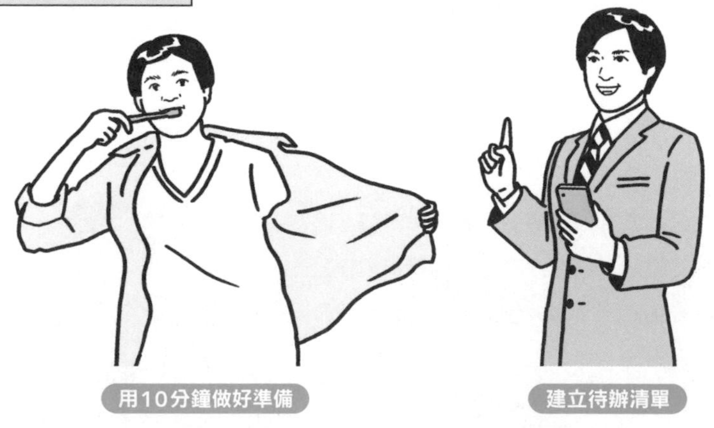

用10分鐘做好準備

建立待辦清單

比起工作，更該優先確保行事曆裡的休息時間

人腦的另一項重要特質是「只要休息就能活化大腦」。假設是年度行事曆，就安排一下旅遊行程：若是週行事曆，就強制性地把去健身房等活動身體的行程安插進去吧！要是老說「很忙很忙」而把時間都用在工作上的話，就只會運用到固定的腦區，進而導致整個大腦疲憊不堪。

確保你的休息行程

15：00是咖啡時間
星期三有肌力訓練
週末要閱讀

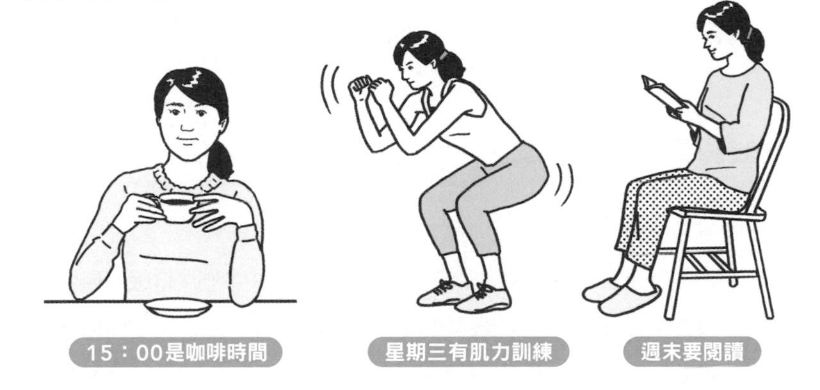

ADVICE

來一場遠離日常生活的旅行，刺激你的大腦吧！

因為旅行時會按照和平時不同的時程表來行動，所以對大腦而言是很好的刺激。如果可以的話，就安排一個四天三夜的行程；假如太難，哪怕只有週末也要出去走走。抽出休息時間這件事情本身，就會鍛鍊到大腦的思維和記憶系統腦區，以結果來說，也能對工作產生好的影響。

無法一心多用！

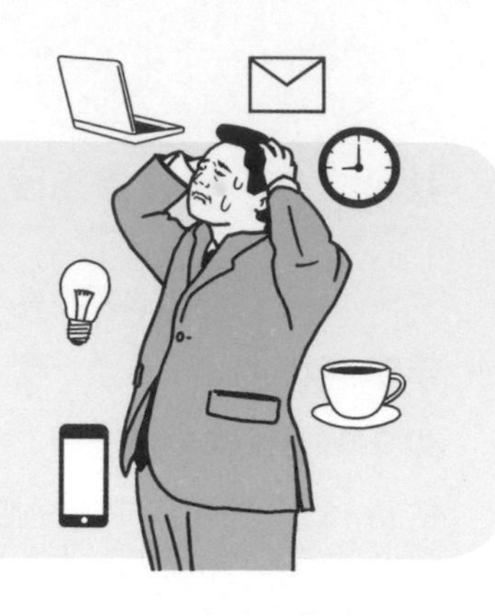

**一心多用理應能帶來比專心處理事情
更大的成果。
然而，為什麼愈努力離結果就愈遙遠呢？**

只要試圖運用自己不擅長的腦區，便會困難叢生

一心多用（Multitasking）意指「同時執行多項任務」，最好的例子是演奏樂器。若是彈鋼琴的話，得用雙手按壓鍵盤、用腳踩踏板、用眼睛讀樂譜、用耳朵聽音調，還要進一步投入自己的感情，這是一項同時運用到運動、視覺、聽覺、情緒系統共4個腦區的任務，而且各個腦區還會相互作用與配合。隨著曲調搖擺身體的舞蹈、邊考慮預算邊逛商店尋找特定商品的購物行為等，也都可以說是一心多用的活動。

無法一心多用的人分成4種類型。**運動系統比較差的類型佔多數，這種人的瞬間爆發力（反射神經）不佳，所以沒辦法迅速做出應對。**第二種是**因為聽覺敏銳而被周遭雜音干擾，導致無法專心的類型**，我推薦的解決辦法是「在轉換心情的同時完成任務」的練習，像是邊聽收音機邊工作，或是到咖啡廳讀書等等。第三種是**「年輕時不難辦到，但最近卻力不從心」的類型**，形成的原因是記憶系統的退化。第四種則是**由於意識到他人的視線而停下手邊動作的類型**，這種情況多見於情緒系統纖弱，有獨特執念的人身上。

所有類型的人都有一個特徵，就是「想要運用自己不擅長的腦區」。任誰都會有擅長跟不擅長的事，例如「不能邊聽邊寫，但可以邊看邊說」之類的，視任務的組合不同，擅長和不擅長的結果也五花八門。

因此，別想著獨自承擔一切。甚至有一種說法，認為勉強去做自己不擅長的事會很容易出現失誤，而為了修正失誤所花費的時間，反而會降低做事效率。對於自己大腦認為棘手的領域，就坦率地請身邊的人提供協助吧！

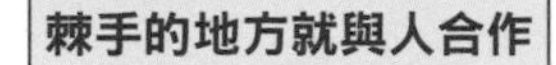

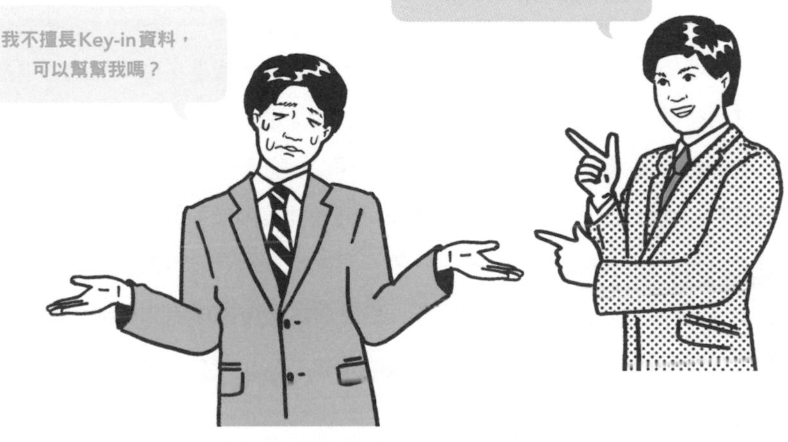

＼ 加藤醫師有話說 ／

在一心多用的時候，重點是別遺漏掉多項任務裡那些完成的項目。我也建議先寫出工作整體狀況和進展，將其「可視化」後再開始著手。

明明肚子不餓，手卻不知不覺伸向食物……

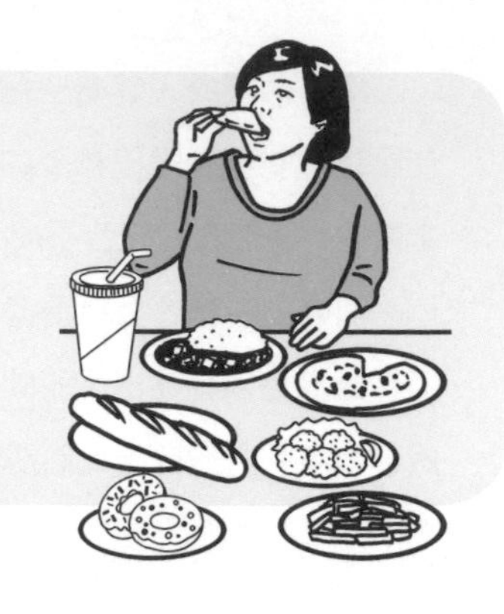

**工作中的零食或半夜的薯片……
接下來將理清「肚子不餓卻跑去吃東西」
這一神祕行動的大腦機制。**

不是飽食中樞的問題!?用錯肌肉才是真正原因！

這種現象容易發生在思考某件事而焦躁難耐，或是久坐降低大腦清醒程度的時候。

清醒程度低時，大腦會想做一些不同的事情，尤其是會用到運動系統的事。這跟人們在無聊會議中會想抖腳或伸展四肢的行為原理相同，不過，問題在於這時使用的肌肉——若不是動用腳或手腕的肌肉，而是動用嘴部肌肉，就形成「飲食」的行為。雖然原本動動嘴巴就很夠了，卻不由得將食物吃下肚，換言之，**本來的目的是使用運動系統，但卻不止於此，還做了多餘的事**，這就是真相。

原本「想活動身體」、「想動動嘴巴」的慾望，會不知不覺轉化成「想吃東西」的「假食慾」。因此，建議可以在想把手伸向薯片或巧克力的同時，試著問問自己的大腦「原本想做什麼？想活動哪一部分的肌肉呢？」。要是無論如何都想用到嘴部肌肉，**可以考慮其他方式，比如嚼口香糖、喝水或說話等等**。或許散步、跑步、深蹲或廣播體操也足以應付。

引發假食慾的焦躁與無聊來自情緒系統腦區。接下來，讓我們一起做

做看壓抑情緒系統暴走，並讓大腦回歸運動系統的訓練吧！

請輕輕閉上眼睛，慢慢實行腹式呼吸法，與此同時，感受一下腹部與肺部的鼓起與收縮。想像許多與呼吸有關的肌肉運作的模樣：藏在肋骨之間的內外肋間肌、肺部下方的橫隔膜、俗稱胸膛的胸大肌……即使只是像這樣想像一番，注意力也會從情緒系統轉移到運動系統，於是就能克制想吃東西的衝動了。

消除假食慾的方法

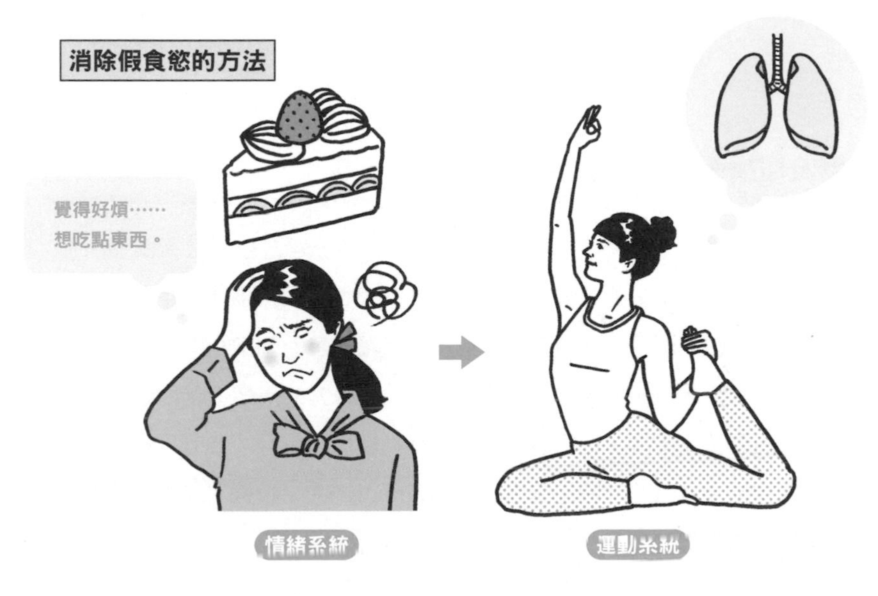

\ 加藤醫師有話說 /

既然要吃，就吃一些硬一點的食物，例如堅果或法式麵包。因為會充分運用到咀嚼的肌肉，所以就算量很少也能獲得滿足感。順便一提，嘴巴的運動系統位於頭頂左右約4公分（釐米）外側的地方。

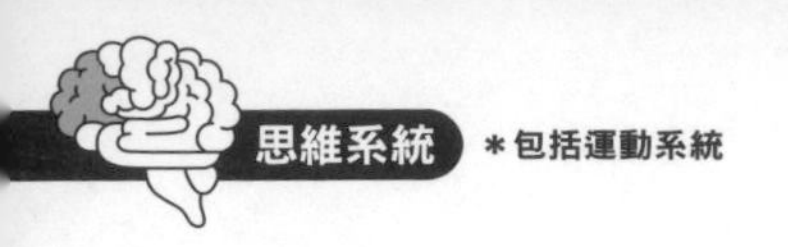

早上起不來。明明鬧鐘都有響……

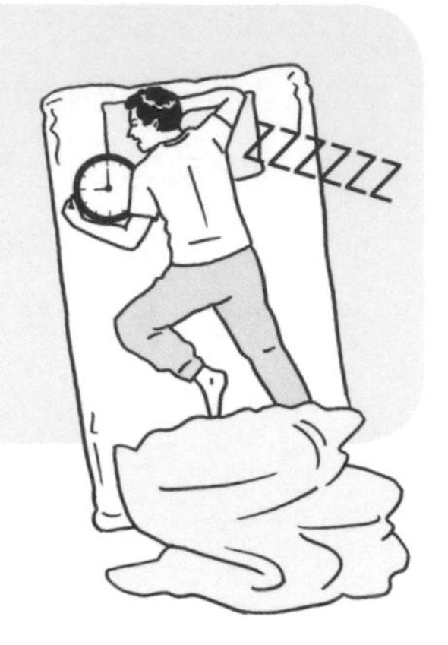

鬧鐘加上貪睡鬧鐘的雙重攻勢也叫不醒。
可別因為自己是個意志薄弱的人就放棄啊！

無法切換睡眠與清醒狀態，離不開被窩

有人認為這是因為我們的腦中會分泌褪黑激素這種睡眠荷爾蒙、加深睡眠，而加深睡眠的時機又與鬧鐘響的時間重疊的關係。畢竟深度睡眠（非快速動眼期睡眠）時的腦波就算接收鬧鐘聲音的刺激也不會產生任何變化，導致位於下視丘前方的睡眠中樞和位在後方的清醒中樞很難彼此切換。**這種情況多數發生在睡眠時間很短就要起床的時候。**此外，體質容易殘留褪黑激素在腦中（即褪黑激素很難降下）的人，建議可以拉開窗簾，讓陽光照亮整個室內。

有趣的是，能夠順利在清醒和睡眠之間切換的人，也很善於切換自己內心的情緒，不會愁眉不展地煩惱，也不會放不下後悔的心情。可以說，他們是決定要做就會去做，很擅長命令自己的人。

大腦在邁出「最初的一步」時，會消耗大量的能量。因此即使是「離開被窩」這個乍看之下很簡單的動作，也會給大腦帶來龐大的負擔。尤其是平常就沒什麼精神的人，或是在疲勞堆積於身的時候，光是起床就讓人累得不行。於是導致大腦形成無法運作的狀態，進而變得「更起不來」。

以腦區來看，並非睡眠不足，但早上卻起不來的人，其較弱的區塊是左腦的思維系統。**因為這裡是負責對自己下達命令，打開行動開關的區塊，所以可以透過具體描述起床目的的言語來鍛鍊這個部分。**另外，腳底穴位按摩也頗有良效。

同時，也要去觸及運動系統。張開眼睛的時候伸個懶腰，或是只坐起上半身，像這樣決定一些小小的行動，並寫在紙上、貼到臥室牆上。哪怕僅僅一個動作，也能刺激到運動系統。這種設置低矮門檻來激勵大腦的方法，稱為**「一小步」**或**「小行動」**，目前也被運用在教練指導或心理輔導上。

觸及思維、運動系統

思維系統
現在起床
就能及時趕到公司。
運動系統
只有上半身
起來也好！

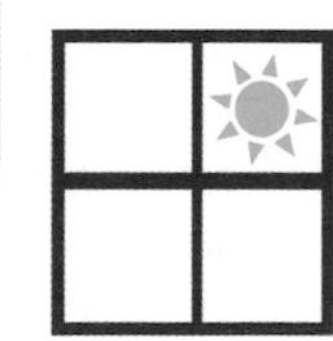

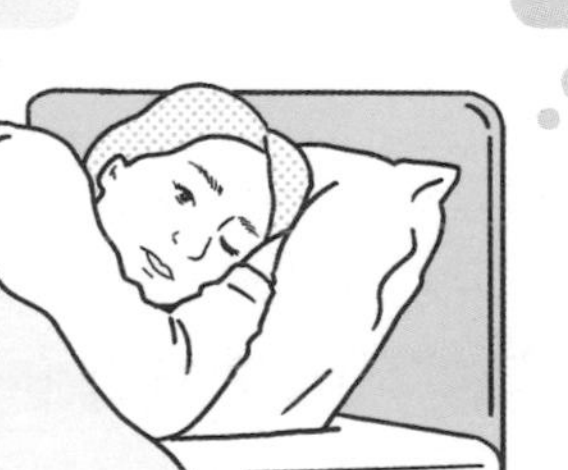

\ 此時的人腦…… /

我們藉由睡眠中樞和清醒中樞的交替活動來進入睡眠或起床的狀態。一般認為睡眠中樞在下視丘前方的視前區，清醒中樞則是與腦幹網狀系統和下視丘的後方有關。

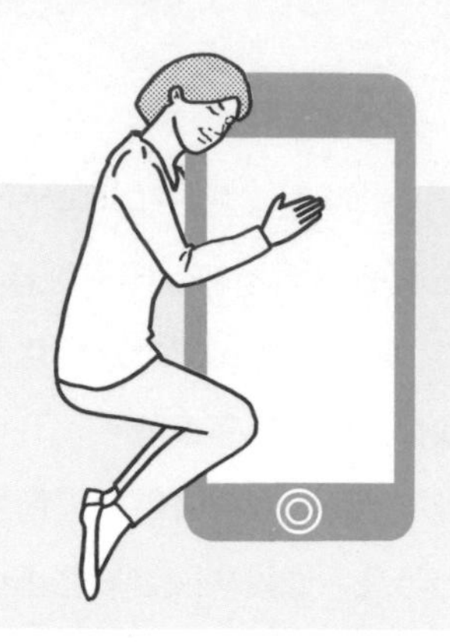

一天到晚
離不開手機！

智慧型手機依賴症是全世界共通的現代病。
因邊走邊滑手機而造成的意外頻傳，
在美國等國家，「手機殭屍」也成了一大問題。

會被「些微的最新消息」吸引的人要小心

雖說手機是現代人生活中不可或缺的工具，但如果手機不在手邊就感到不安的話會很危險。以腦部狀態來說，這是跟毒品上癮或酗酒一模一樣的成癮症開端。

當我們進行某件事而讓大腦感到快樂時，我們的大腦會學習這段過程並不斷重複。這是建立習慣的原理，不過對什麼事感到快樂則是因人而異。如果剛好是慢跑或讀書，人們就會認為這是有建設性的好習慣；要是選擇了喝酒、賭博或滑手機，就成了一種壞習慣。

沉迷於智慧型手機的大腦，是覺得接觸到一點點新知就很開心的大腦，它們會對新聞APP、社群網站和影片網站上不斷更新的最新訊息感到興奮。在智慧型手機普及以前，整天對著電腦上網瀏覽網頁的網路成癮症即被視為一大問題。另外，最近兒童的遊戲沉迷現象也急遽增加。**這些問題的共通點是「只用到大腦一部分的腦區」。**

問題在於，因為滑手機滑上癮，而逐漸削減我們原本應該有的日常活動時間，以至於其他腦區幾乎都沒利用到。或許你會想：「我有看螢幕，所以有用到視覺系統吧？」但是**手機螢幕和眼睛的距離很近，眼球根本沒什麼在活動，而且由於總是駝背久坐，導致活動胸口以下身體的運動系統腦區幾乎沒在動作**。如果沉迷到忘記時間，就會因為晝夜顛倒或睡眠不足而讓大腦沒有時間休息。要是再嚴重一點，玩遊戲玩到廢寢忘食，身體便會缺乏DHA或卵磷脂等大腦發育所必需的營養素。

雖然別拿起智慧型手機才是最好的辦法，但實在太難做到了，對吧？不過我們還是必須下點工夫，至少在睡覺前兩個小時關機，把手機收在抽屜裡，或是拿到別的房間充電。

建立習慣的原理

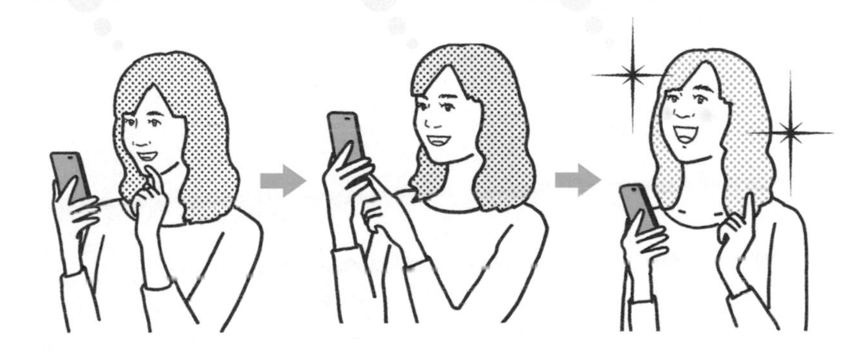

\ 加藤醫師有話說 /

「依賴智慧型手機而讓大腦退化」、「老在玩遊戲以致很容易發脾氣」都是有可能發生的狀況。雖然不違法，但過度使用就跟毒品上癮沒什麼兩樣。

P64

老是讓周遭人困擾的
麻煩人物是什麼樣的人？

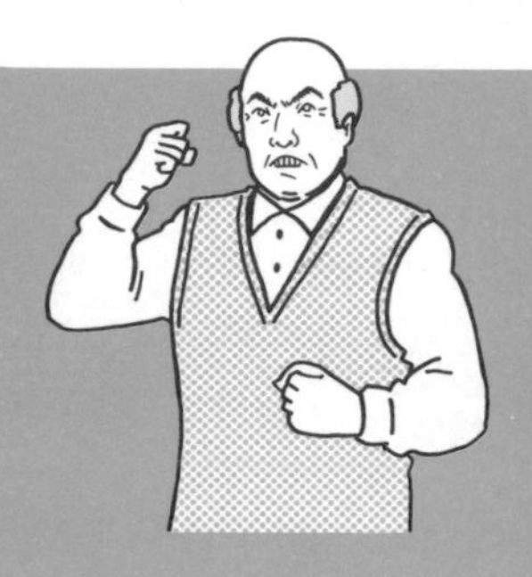

P66

怪獸家長和恐龍上司的
行動謎團

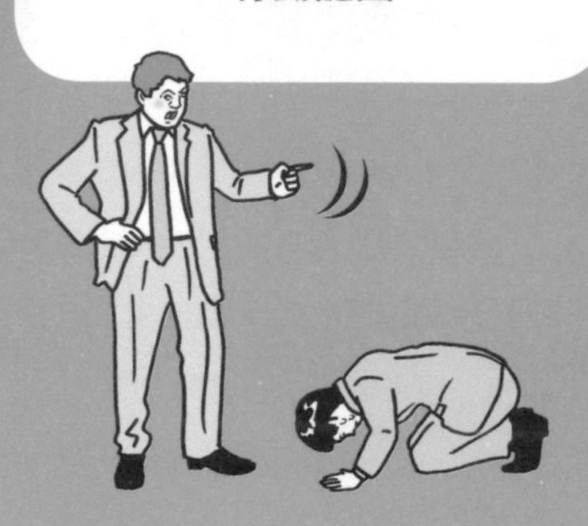

那些問題人物的行為之謎

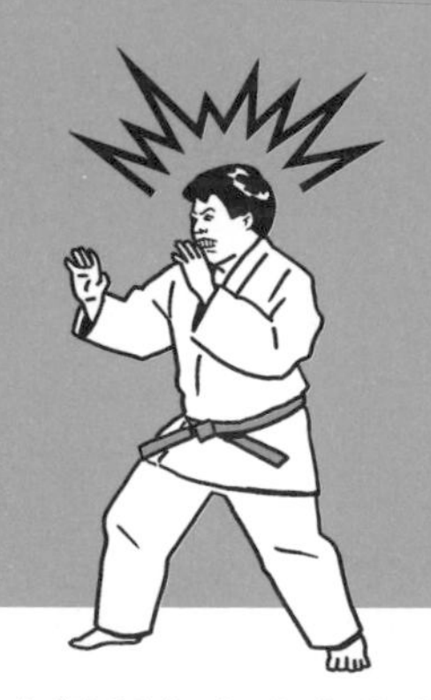

會對所有人發火的人
頭腦裡在想什麼!?

P68

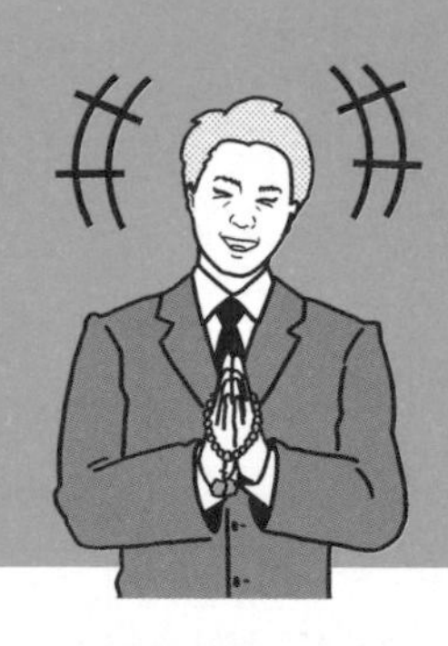

有些人會在不可以笑的時候
不小心笑出來

P72

P74

粗枝大葉之人與
心細如髮之人的差別

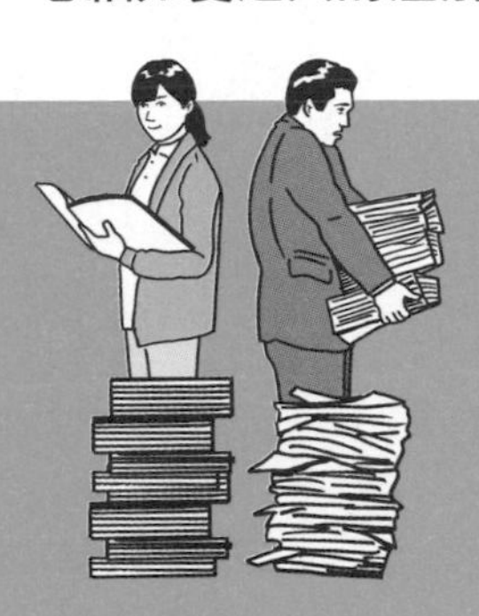

P76

沒有惡意卻說謊的人
大腦是如何運作的？

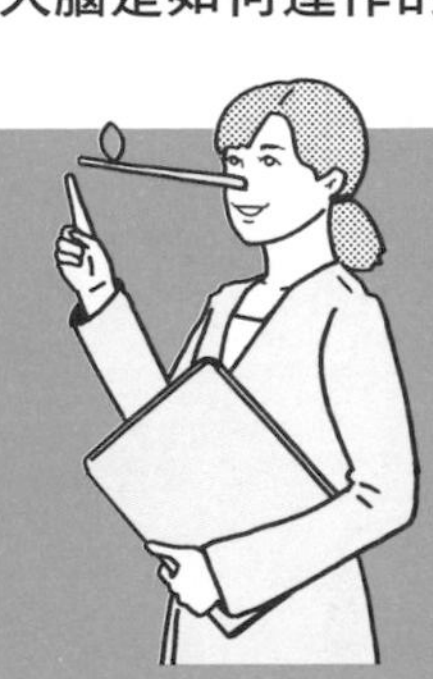

這個人為什麼會這樣啊……？世上存在著老愛騎到別人頭上、心理病態等，各種行為令我們難以理解的人們。接下來我們將抽絲剝繭，理解他們為什麼要這麼做的理由。如果能弄懂那些人的感受，也許可以減輕我們的心理壓力。

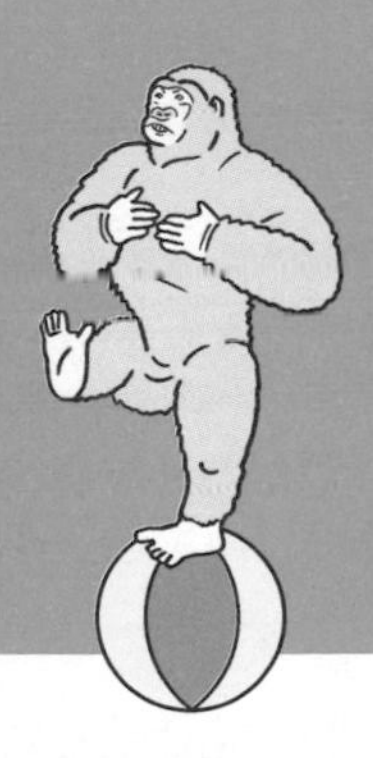

老愛騎到別人頭上的人
是怎樣的人？

P80

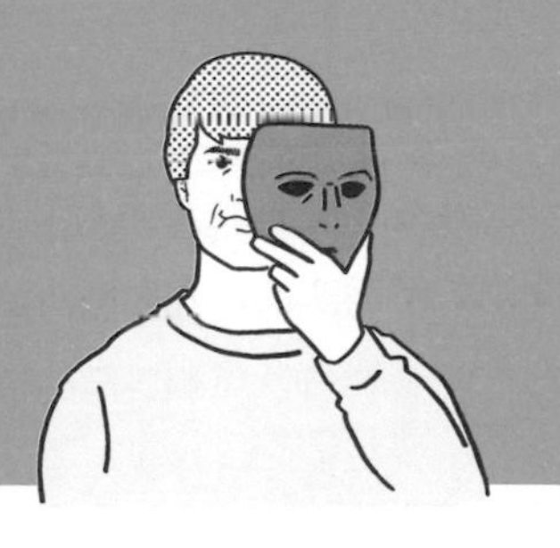

「心理病態」
是什麼意思？

P82

老是讓周遭人困擾的麻煩人物是什麼樣的人？

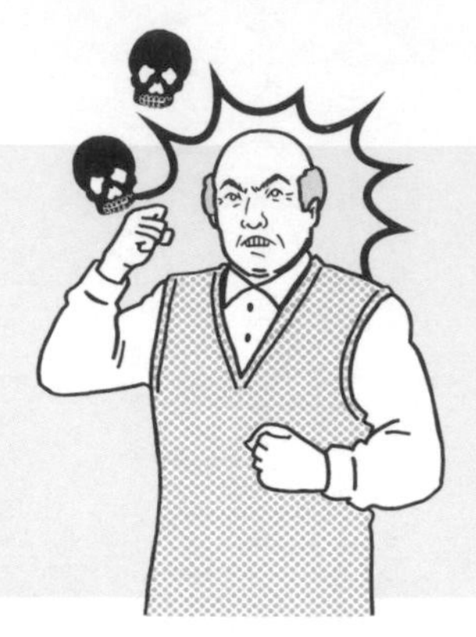

對於完全不管當下氣氛、
把身邊的人耍得團團轉的「麻煩人物」，
有什麼辦法可以避免他們造成我們的困擾呢？

不善於判斷狀況，也沒有自己給別人添麻煩的自覺

有些人深受關照，但事情一結束，連一聲謝謝也不說就直接人間蒸發，這是很常見的模式，情況嚴重時甚至會在那之後引發問題。**這是一種人格障礙，這樣的人缺乏罪惡感，而且他們是真的由衷認為「我又沒拜託你，是你自己要幫我的」**。因為本人毫無惡意，所以反倒難以對付，不過他們可以不帶惡意地做出普通人會猶豫再三的事，從某種意義上，也可以說他們的行動力很強。

此外，最近很愛大發脾氣、給周遭人帶來困擾的老人家有增加的趨勢。其原因在於情緒系統和理解系統隨著年齡增長而衰微，令他們變得無法理解周圍的狀況。再加上，由於情感的爆發力超出思考的抑制力，導致他們愈發無法克制自己的憤怒情緒。另外，重聽或白內障也是容易生氣的原因。**因為從耳目進入大腦的訊息很少，會讓人無法理解自己身處的狀況，以至於將這種焦急發洩到周邊的人事物上**。在斷定是個性差之前，先懷疑一下是不是有眼睛或耳朵的疾患吧！

作為受害的一方，重點在於不要認為對方「跟自己一樣是具備罪惡

感和判斷能力的大人」。因為沒有罪惡感，動之以情行不通；由於無法判斷情況，於是也不能期待他們有「察言觀色」的能力。建議從別的角度切入，明確用言語告訴他們「雖然你這麼說，但我覺得很困擾，請你住手」，也許他們會出乎意料地老實下來。

像這樣了解對方的大腦特質、改變自己心中的看法，在促進人際關係的圓滑協調上是非常重要的一點。

明確向造成困擾的人傳達想法

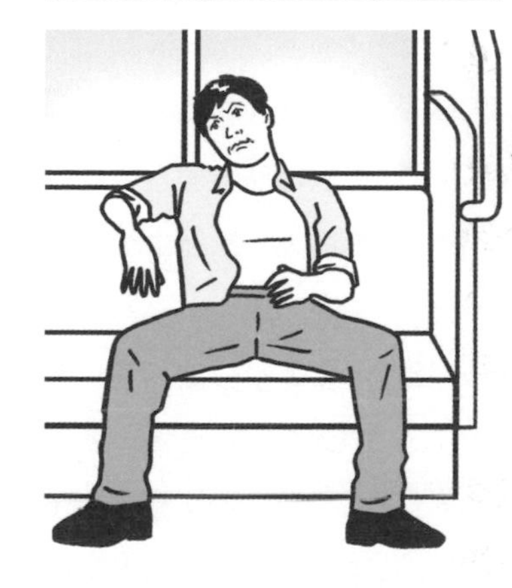

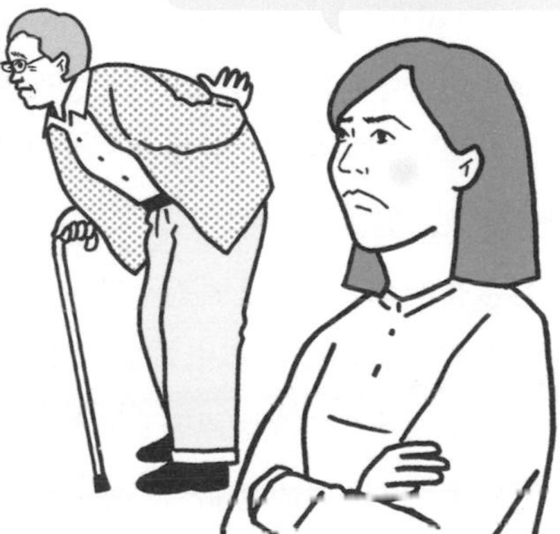

＼ 麻煩人物是這樣子的…… ／

聽覺系統弱的人很容易生氣。老年重聽讓人很難聽懂高音或講得比較快的對話，但卻能清楚聽到低沉的、小聲嘀咕的辱罵，因此格外容易引起他們發怒。

怪獸家長和恐龍上司的行動謎團

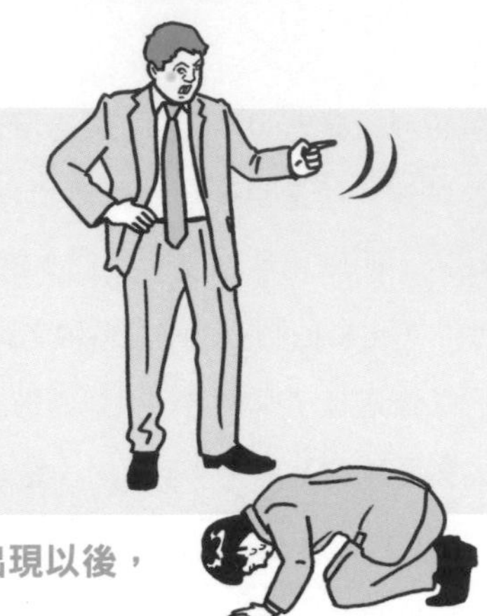

自從約2000年，「怪獸家長」一詞出現以後，各種怪獸們就不斷地增加。據說，在他們的大腦裡可以發現一些共通點。

感覺不到幸福的大腦會讓人變成怪獸!?

美式漫畫中登場的英雄浩克（變形俠醫），在感到憤怒時會巨大化，這與他的自我意識無關。同樣地，被稱為怪獸、恐龍的人，也是由於強烈的被害意識而變身成怪物的。

怪獸化的導火線，是面對不符自身理想的事實，譬如小孩成績差、專案停滯不前、疾病恢復緩慢等等。因為始終都站在受害者的立場，所以不會去想事情會如此演變原因是不是在自己身上。「這不公平！我受到了不合理的對待！」對如此堅信不移的他們來說，抗議是理所當然的正當權利，他們也會拿出與之相應的拚命態度。

然而，**大多數的怪獸理解系統腦區都比較弱，他們無法理解對自己來說天經地義的事情，對別人來說並不一定如此**。他們不明白對方也有對方自己的立場。再加上，**他們往往自我認知不足，甚至到無法區分自己與別人的程度，於是就更容易失控了。這被認為與左腦側的情緒系統腦區不成熟有關**。依照個人狀況不同，有時可能連掌管溝通的表達系統也有問題，使這種人只會單方面提出自己的主張，聽不進對方的意見。

怪獸化的背景原因之一是睡眠不足。睡得不好時，對壓力的耐受力也會下降，使人變得容易生氣。第二個原因則是貧血。血液中含有的鐵質是構成血清素和多巴胺等「幸福荷爾蒙」的原料。當人因為貧血而鐵質不足時，他們將在生活的各個層面難以感受到幸福，很容易因為一點小事就心懷不滿。

怪獸現身時，最麻煩的是需要花時間應付對方，讓人無法處理其他工作。假設在工作上無論如何都非得跟怪獸打交道不可，為雙方的交流加上時間限制，**規定幾點到幾點處理這件事情，是應對此種人的鐵則。**

對怪獸客戶設定時限

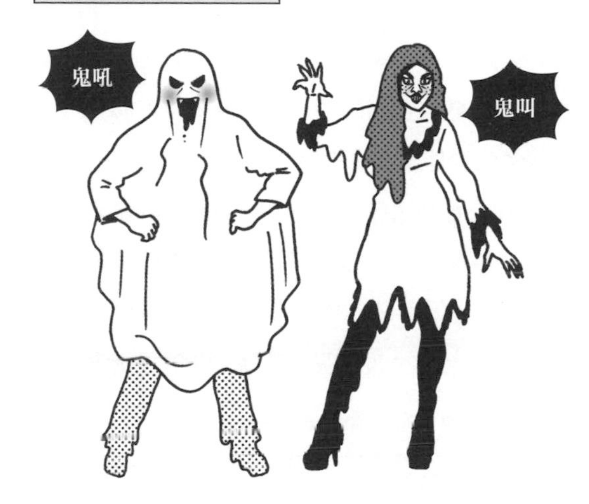

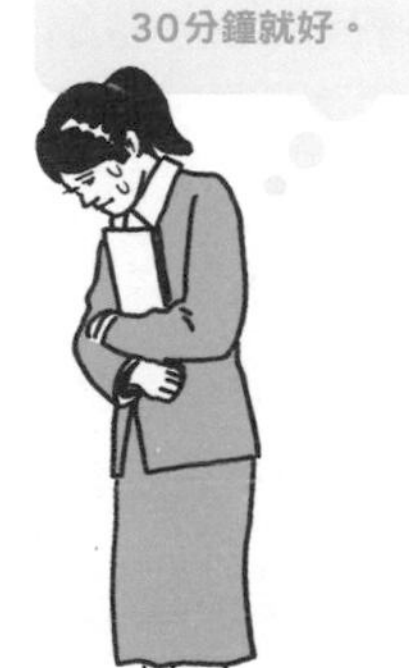

「怪獸」是這樣子的……

說到底，像怪獸這種會攻擊別人的人，其大腦並不了解自己。因為他們不清楚自己在跟對方說什麼，所以無法萌生罪惡感。

會對所有人發火的人
頭腦裡在想什麼!?

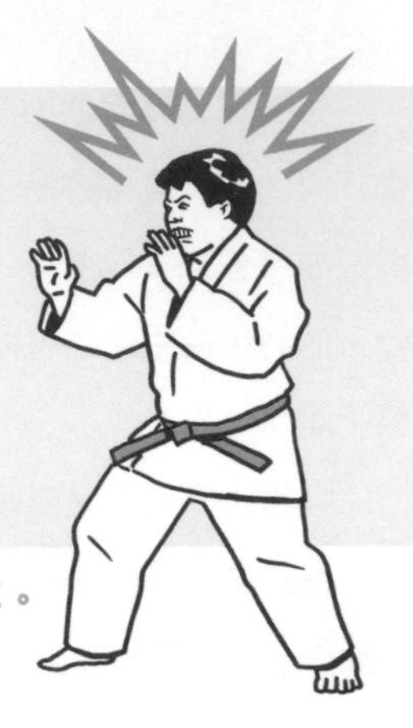

所謂「保持距離以策安全」說的正是這樣的事。
儘管困擾至極，卻不知為何讓人很在意，
很不可思議對吧？

由於額葉的萎縮，導致無法停止憤怒的表現

偶爾會在車站或繁華的市區裡看到這種阿伯。他會對著路人怒吼，但內容卻語焉不詳，也完全不清楚他為什麼這麼生氣。

這種人通常身上都有酒臭味。我們知道，長期大量攝取酒精會使大腦萎縮，而額葉的萎縮尤為明顯。**額葉中有擔任社會行為中樞的情緒系統腦區，還有理性判斷事物的思維系統腦區。一旦因酗酒的影響而讓情緒克制力變弱，人就會做出像是對每個人大吼大叫的奇特行為。**在這種情況下，也有併發失智症的可能。

年輕時溫和厚道的人，年老以後卻像變了一個人似的易怒，這樣的案例時有所聞。這是一種因額葉和顳葉萎縮而變得無法克制情緒或行為的疾病，人稱「額顳葉失智症（FTD）」。如果高齡人士開始辱罵周遭人的話，不排除可能是失智症發作了。

另外，**聽覺系統腦區的退化有時也會引發憤怒的情緒。**很少與人交流的老年人因為接觸不到新資訊，腦海中充滿了過去的記憶。**由於將聽到的新知保留在記憶裡的大腦機制（短期記憶／工作記憶）出現問題，使得他**

們無法理解新鮮的話題，也記不住對方的發言，因此不能夠順利地和別人進行對談。而且，這種對自身的焦躁感，可能還會以遷怒於別人的方式表現出來。

容易發怒的原理

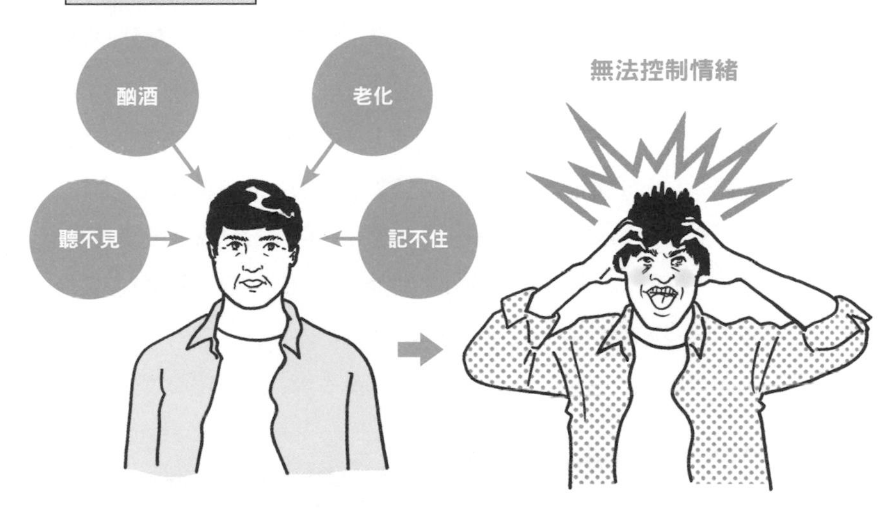

＼ 此時的大腦…… ／

外傷、壓力、衰老、腦血管疾病也可能成為大腦萎縮的原因。以阿茲海默症來說，會以位於顳葉裡的杏仁核周邊與海馬迴為中心，開始出現萎縮的情況，導致記憶障礙或判斷力下降。

有身為「潛在麻煩人物」自覺的人，該怎麼做比較好？

若要用比較容易理解的方式比喻情緒系統和思維系統之間的位置關係，就像把名為思維系統的水壺放在名為情緒系統的瓦斯噴槍上的狀態。問題是，情緒系統本身不太穩定，容易動搖。如果瓦斯噴槍的火焰晃來晃去，自然水壺也得搖來搖去，壺裡的開水便會濺到附近各處。

我建議以「情緒監測」來當作預防措施。意思是，客觀地觀察自己在日常生活中各種狀況下的心情變化，像是「被要求加班就會不爽」、「摸摸寵物會比較安心」之類的。一旦學會從客觀的視角看待事物，就能時時刻刻保持冷靜。

當你習慣監測自己的情緒後，可以再加上一條規則：在情緒起伏大的時候「先深呼吸」。深深吸一口氣，再用15秒左右的時間緩緩吐氣。這種有意識的呼吸動作無論何時何地都能做，也不用花錢，可以說是一種最簡便的正念療法。運動系統腦區因動用呼吸肌而活躍起來，自然而然抑制住情緒和思維系統的失控。

這些訓練亦有助於改善經常陷入糾紛，或是老被其他人遷怒的「受害者體質」。

情緒監測
「今天好冷喔」
剛剛我這麼想。
好乖好乖，
乖貓咪～
「摸貓好療癒」剛剛我這麼想。

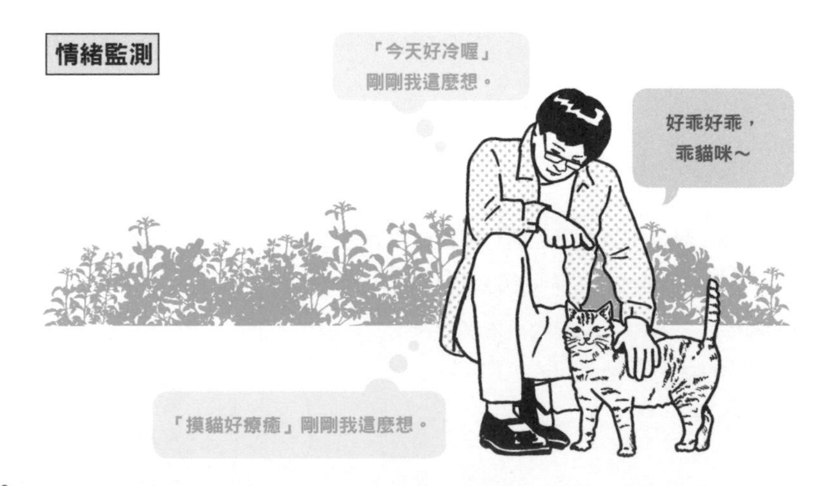

鍛鍊情緒系統腦區還能防止自己成為「受害者」

大腦裡有一種叫做「鏡像神經元」的神經細胞，它會如鏡子般模仿對方的大腦活動。另外，右腦的情緒系統腦區則擔任接收他人情緒的工作。右腦情緒運作強烈的人，在看到情緒爆發的人時，自己的情感也會受到刺激。為了不讓這種情況發生，需鍛鍊左腦情緒，讓自己的腦學會泰山崩於前而不改其色的本領，如此一來，就算發怒的人接近你，你也能冷靜地讓一切過去。

鏡像神經元的作用

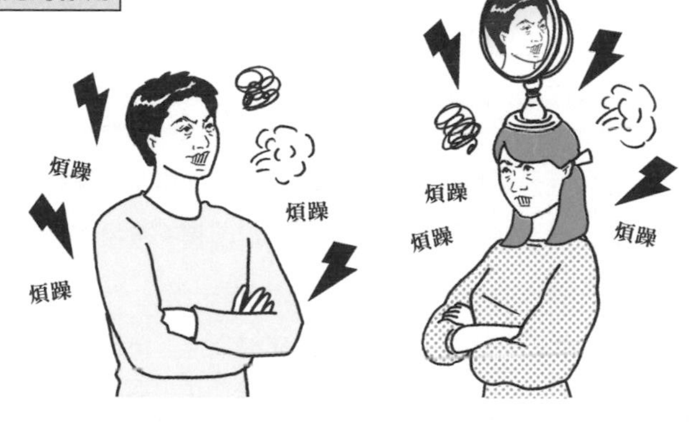

僅僅是盯著自己的情感變化，
就是訓練情緒系統的第一步！

情緒天生就容易波動，但我們知道，情緒系統會在人的一生中持續不斷成長，所以現在開始鍛鍊也不會太遲。請試著淡然觀察自己的所有情緒，不要只侷限在憤怒上。本來情緒就沒有好壞優劣的差別，問題在於如何動用它們，以及在那之後所採取的行動。

有些人會在不可以笑的時候不小心笑出來

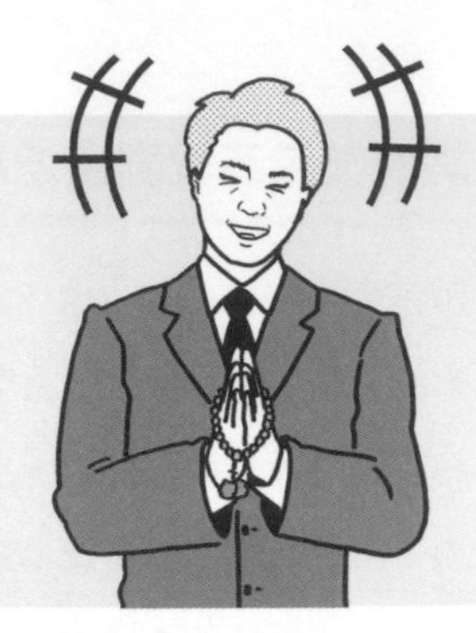

不知道為什麼會在喪禮這類莊嚴的場合笑個不停……
明明很聰明，也有常識，
到底為何會發生這樣的事呢？

眼睛所見的資訊未能在腦海中得到正確的處理

有的人會在守靈或喪禮等不該笑的場合上笑出來，畢竟這種行為會招來周遭人反感，所以我想他們自己一定也很困擾。直接判斷這種人是「沒常識又沒禮貌的傢伙」還為時尚早。

假如這種情況已經到達超越常理的病態程度，可以推測這是一種無法控制自身情緒的腦部疾病，稱為「感情失控」或「情緒失禁」。若不到病態的程度，**那原因便是視覺系統腦區的作用太弱。可以說這樣的大腦不擅長處理從眼睛輸入的訊息，不善於讀取現場的情況。**有些小孩會在被教訓的時候偷笑，把對方惹得更生氣，這也是一樣的原理。

對這種人來說，「你看了就知道吧？」這句話是行不通的；但是只要將「現在在誦經，請安靜一點」訴諸言語，觸及他們的聽覺系統的話，就會有不錯的成效。因為他們本身也有所自覺，在跟他們一起參加葬禮的時候多幫他們留意一下吧！

一個著名的心理實驗提到：「愈是被說不可以想『白熊』」的人，就愈會去想『白熊』。」這是大腦運作機制的一種。愈是想著「不可以笑」，心思就愈集中在「笑」上面。因此，要把注意力放在跟「笑」這個字八竿子打不著關係的事情上，譬如只管默默低頭並在腦中背誦九九乘法表等等。

以預防的策略來說，做點視覺系統腦區的鍛鍊也不錯。**像是仔細對著鏡子畫一張細緻的自畫像，或是在火車上觀察其他人之類的，請時時記得讓自己有意識地運用雙眼觀察事物。**

視覺系統鍛鍊法

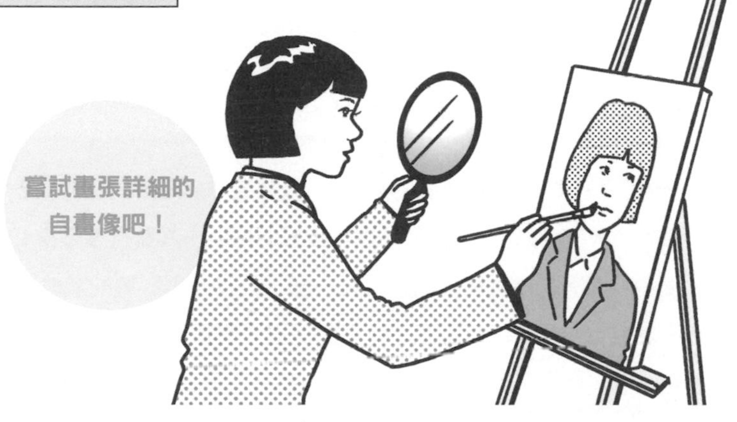

＼ 加藤醫師有話說 ／

幾年前，演員布萊德·彼特公開宣稱自己患有面部識別能力缺乏症（臉盲症）。這種病會覺得所有人的臉看起來都一樣，據說就是因為腦部無法正確處理眼睛看見的情報所導致。

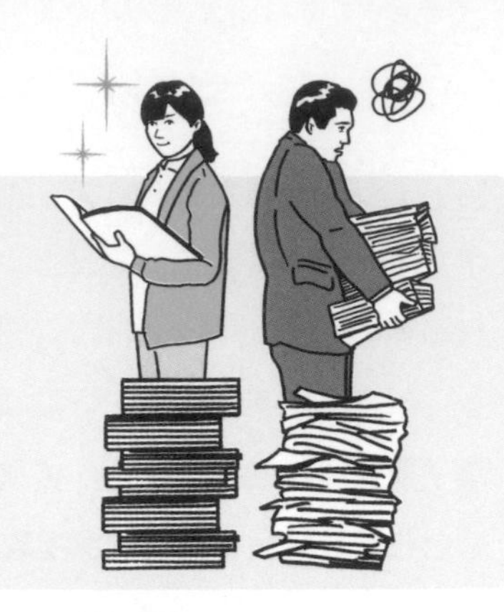

粗枝大葉之人與心細如髮之人的差別

雖是老調重彈，但這世上真的存在著各式各樣的人。
有些人的性格強烈對比到有趣的地步，
其中的差異究竟從何而來？

個性是拿手與棘手腦區的搭配組合結果

若用一句話來形容上述問題的答案，那就是「大腦的發展狀況不同」。大腦總共有8個腦區，不過如果進一步細分的話，其實存在多達120個腦區。這些腦區與神經細胞網絡連結在一起，並在互相影響的狀態下運作。每個人都有自己擅長的腦區跟不擅長的腦區，其排列組合可產生數以萬計的變化，這就形成了每個人的「個性」。

一個粗枝大葉的人，他拿手的腦區主要是運動系統或視覺系統，不擅長的則是思維系統。這種人的思想較為淺薄，無法一直維持專注力；不過相反的是視野廣闊，擅長將多項工作大致分類執行，所以適合從事體力活或業務銷售等跑現場的工作。**神經質且心思細膩的人，主要強項是思維系統，在表達跟運動系統上較不擅長。**這樣的人對某些事物的執著心很強，又愛擔心東擔心西，不過正因如此，他們才有準確執行工作並預測未來發展的能力，應該很適合做系統工程師或稅務會計師之類的職業。

不要為人們的強項或弱項貼上標籤，而是要找出自己或他人的大腦特質，並且有效利用。這正是聰明的大腦運用方式。

在察覺自己的大腦特質、明白自己哪些腦區較弱以後，只要建立彌補這些缺點的方法就好。如果粗枝大葉難以專注，就活用定時器來做事。重複進行15分鐘做事和5分鐘休息的簡短循環，就能大大提升工作效率。要是因為愛擔心而裹足不前的話，就先保留自己的判斷，多花點時間蒐集情報。

類似這樣，請各位在處理眼前任務的同時積極累積經驗，尋找適合自己大腦的做法。**大腦會因經驗而受到鍛鍊，一直不斷成長到死亡為止。**

彌補大腦棘手領域的辦法

注意力不集中
頻繁地稍作休息
效率提升！
猶豫不決
先蒐集資訊
能做決定了！

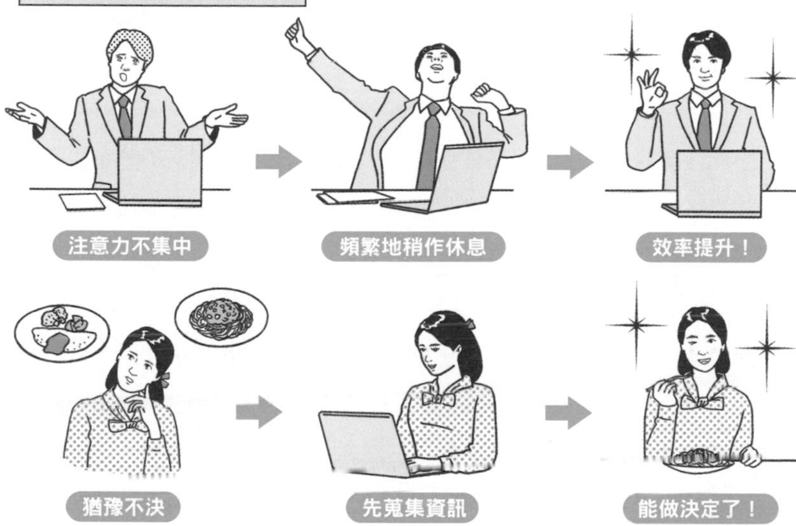

＼ 加藤醫師有話說 ／

大腦成長所必須要有的經驗是行動、資訊、營養、環境與睡眠。讓我們拋棄先入為主的觀念和驕傲，不斷挑戰新事物，持續地鍛鍊大腦吧！此外，休息對大腦而言也是必要的。

沒有惡意卻說謊的人大腦是如何運作的？

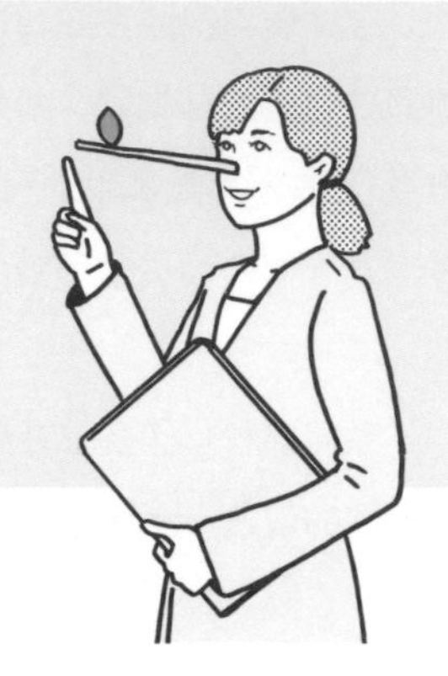

反覆說著小謊的人即使沒什麼惡意，也會讓周遭的人感到不快。他們無法誠實坦率的原因是在於大腦嗎？

說話敷衍是只限當下的一種權宜之計

所謂沒有惡意的謊言，都是在當下一時興起所說的謊。不管是在對某些邀請不感興趣時以「我有約了」婉拒，還是在主管給你看他孫子的照片時稱讚「好可愛喔」，都是沒有惡意的謊言。喝酒聚餐的時候說些漂亮話（小題大作地誇大事實）來炒熱氣氛，也可以說是這種謊言的一種。

簡而言之，**沒有惡意的謊言是為了應付一時的情況所撒的謊**。跟心理病態者（➡P.82）或詐欺犯所說的謊不同，這種謊言不計得失，也沒有計畫性或具體目的（實際利益）。另外，心理病態者從不後悔撒謊，但無心的說謊者卻經常在事後感到後悔。

虛張聲勢的謊言也是一種無心的謊言。假如實際上沒錢卻假裝有錢，是因為對自己的自我認知有所偏差。**這種自我認識能力不足的大腦，理解系統腦區的運作是很遲鈍的**。它們無法正確理解自己的處境或行為。

一個有心理病態傾向、並且有計劃地說謊的人如果想要錢，就能面不改色地欺騙他人或侵吞公司財產，一點都不會萌生罪惡感。另一方面，**因為會說無惡意謊言的人心中保有罪惡感，所以並不會主動作惡**。要是他們因沒錢而敷衍了事地撒謊，雖然心裡覺得不太好，謊言卻愈滾愈大，最後只會無可奈何地增加債務而已。這是一個倫理道德上的問題，而這種人單純只是理解系統腦區比較弱罷了。雖然可能會做些借小錢不還的詐騙行為，不過一般來說這樣的人是真正壞人的可能性很低。

說出沒有惡意的謊言之人

其實見都沒見過一次……
當模特兒的A
是我的好朋友喔！
又不小心撒謊啦！

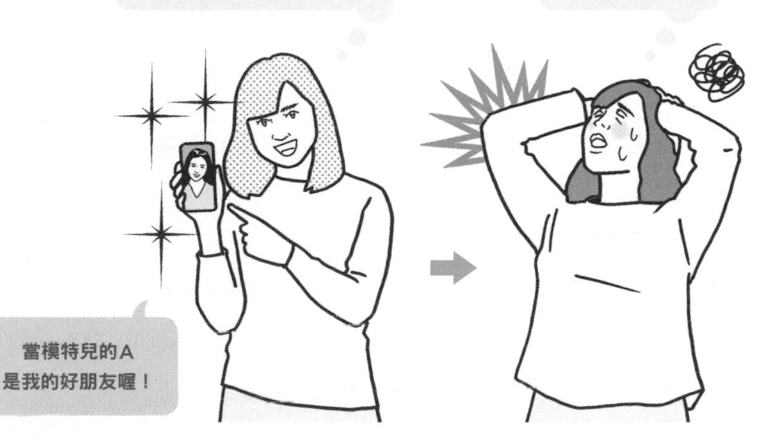

此時的大腦……

除了理解系統腦區之外，大腦左側的情緒系統腦區也跟自我認知有關。若是這塊腦區過於發達，就容易成為一個過度熱愛自己的自戀人士。

掌握關鍵的是前額葉皮質區嗎？充滿謎團的說謊原理

心理學上認為「每個人一天會說謊200次」，廣為人知的是：連不到兩歲的孩子都會「假哭」，據說是為了在一瞬間引起對方注意才這麼做的。同樣地，成年人也會一時興起而撒謊。因為聽覺記憶較差，無法將聽到的內容正確傳達出去，所以才信口開河以粉飾太平。聽覺記憶差的人不在少數，實際上也有人會被身邊的人指認是個「騙子」。但遺憾的是，目前的腦科學還未完全明白所有的說謊原理。

另外，**我們知道說謊跟說實話時的腦部活動有所差異**。2009年哈佛大學的格林（Joshua D. Greene）教授等人所做的實驗報告提出，**在會導致不利情況的前提之下，調查吐實或說謊的人時，說謊的人前額葉皮質區會比較活躍**。前額葉皮質是負責掌控高層次大腦功能的部位，包含思維系統腦區、表達系統腦區和情緒系統腦區，與人的社會性和邏輯性有很深切的關係。這表示，如果對自己有利，那麼就算會對大腦造成負擔，人依然會選擇說謊。

有時人也會因大腦異常而說謊。「幻談（病理性說謊）」屬於思覺失調症和做作型人格疾患等精神疾病的範疇。此外，在酒精成癮或失智症上，也常常發現作為記憶障礙之一的「假話」症狀。

說謊時的大腦

前額葉皮質（思維、表達、情緒系統）活躍化

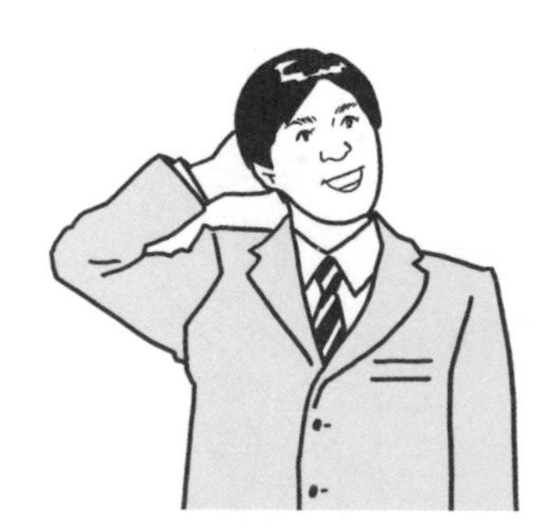

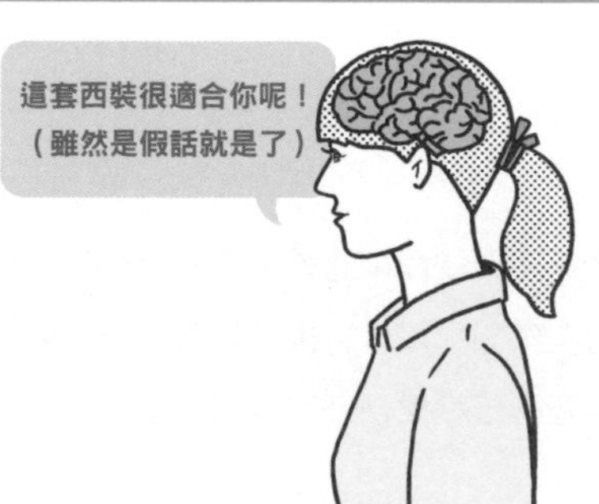

看清自己本來的模樣，並試著寫出簡歷

想要改善自己的說謊癖時，可以嘗試寫一篇「自我介紹」以增加對自己的認識。試著從各種角度出發來找尋自己的特色，不要被世間的判斷標準所束縛。無論是與眾不同的愛好，還是毫無用處的知識都好。**你愈能察覺到自己應該是什麼樣子，就愈不需要去撒謊。**

試著了解自己吧！

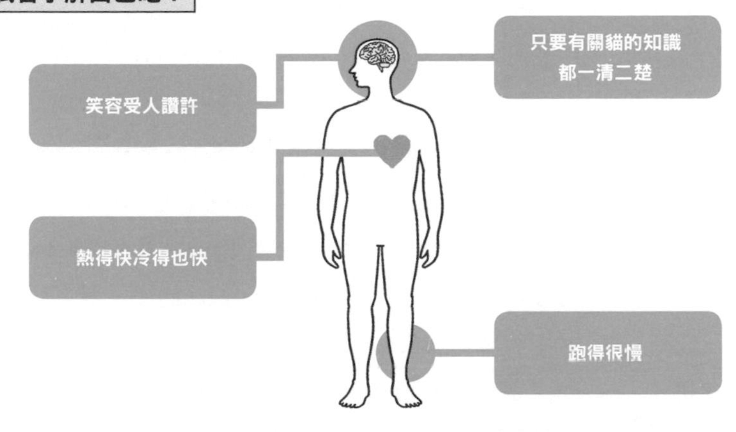

藉由持續訓練 提高自我認知能力

自我介紹寫完後，最好每隔幾個月回顧更新一次。即使是理解力很高的人，自我認知不足的情況也是意外地多。除此之外，也請試著將寫下的內容與人分享。對方的反應會讓你有新的認識，也能更進一步地加強理解力。

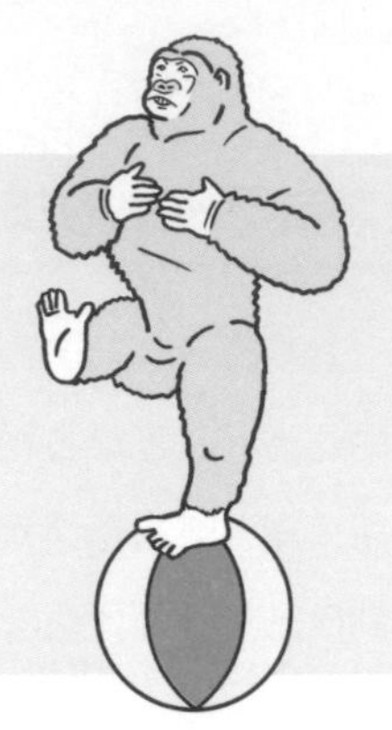

老愛騎到別人頭上的人是怎樣的人？

老愛炫耀名牌、自吹自擂，
讓身邊的人討厭的人們，
讓我們試著從大腦的角度來觀察其目的與心理吧！

不仰賴相對評價就看不見自己的優點

人腦具有「會試圖理解自己」的特質。要理解自己，最簡單也最具體的方法就是比較自己與其他人。「我比那個人高」、「我是家裡最胖的人」、「我的薪水比同年齡的人高」、「婚結得比好友晚」……等等。

比較是一種「相對評價」，因此會產生優劣之分。雖然優秀的地方應當獲得讚美，但日本人普遍不太擅長透過言語稱讚別人。如果得不到表揚，就不由得會覺得「是不是自己太糟了？」，腦海裡滿是自我否定的想法。為了逃避這種痛苦，他們會找一個比自己「差」的人比較一番，藉此提高自己的價值。

如果只是這樣倒也還好，但要是這種潛在的自我表現慾太強，那這種人就會出現尋求他人讚賞的「炫耀」行為——騎到別人頭上，把別人比下去。反過來說，這也意味著他們無法認同自己。**試圖騎到別人頭上的人，自我認知能力很差，會被別人的評論左右。**

這種人終究是為了渴望得到名為「讚賞」的餌食而行動，所以通常只要稱讚他們，讓他們滿足以後就會老實下來了。

問題是，還有一些人不因此滿足，而使炫耀行為逐步進化。倘若他們有精神或人格上的異常，那麼必須注意一點：過多的稱讚有導致他們產生依賴性的危險。另外，這種人還擁有獨特的嗅覺，可以找出能確實提升自己地位的群體，並且會在「媽媽團」或職場的專案小組等特定群組裡反覆地貶低他人、抬高自己。他們缺乏罪惡感，也經常會出現謊報自身經歷的情形。

騎到別人頭上的人，腦海裡……

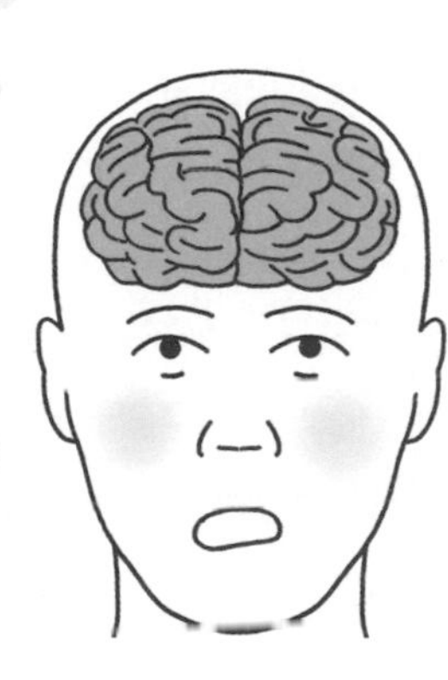

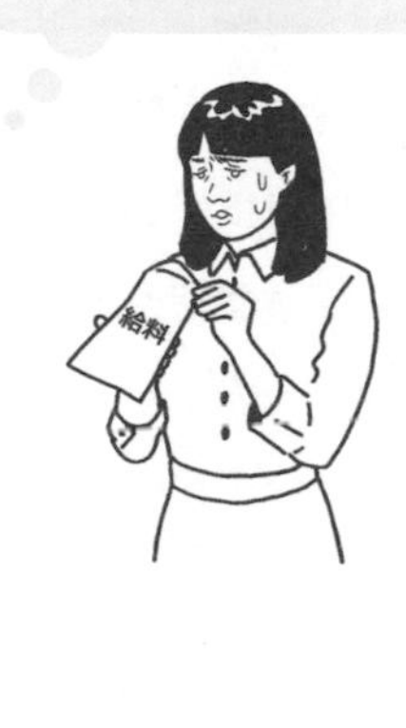

\ 加藤醫師有話說 /

我認識一名女性，她是個大富翁，不過從不驕傲。因為她很有主見，知道自己是怎樣的人，所以沒必要跟別人比較，也不需要因此自滿或騎到別人頭上。

「心理病態」是什麼意思？

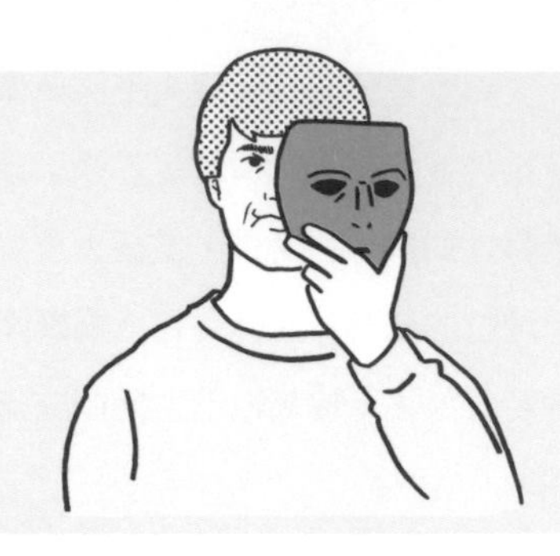

以前心理病態者曾經是小說或電視劇裡
殺人魔的代名詞，
不過最近在現實生活中也經常用到這個詞彙。

為達目的，不擇手段控制他人

心理病態在醫學上被診斷為「反社會人格障礙症」，具備明顯特徵。他們之中有很多人辯才無礙，會用言語來操縱別人，將人置於他們的精神支配之下。而相反地，他們也會盡量迴避那些不服從自己的人。在社會上的成功人士身上，地位或財產成了一種掩護，他們的反社會性質被抵銷掉，以至於周圍的人都不知道他們是心理病態者，然而家人卻會逐漸意識到這件事。

心理病態者的大腦雖有個體上的差異，不過一般來說，由於他們難以感受到他人和自己的情感，所以不具備罪惡感或同情心，只是用巧妙的言語掩飾並假裝自己是個好人。這時如果再加上「想要有錢」這種明確的目的，就會產生「找不到錢就什麼都可以做」的獨特行動原理。他們很難放棄想要的東西，而且會精打細算地實現目的。

因為心理病態者總是「操縱別人」，所以就算染指犯罪也很少留下證據。雖然很擅長短期計畫，但另一方面，他們也有個特點是不太能發現自己從長遠來看的思想上的破綻。

如果實際調查的話，會發現心理病態者制定的計畫都只用到大腦的一部分，所以總是千篇一律。另外，他們還有個弱點：儘管在一對一的較量中相當強大，但遭受集體反擊時卻無力招架。只要察覺危險，就必須做好訴諸司法等盡可能大肆聲張的覺悟。一邊小心行事，一邊讓眾多人知道，是阻止心理病態者犯罪的原則。

一旦被他們支配，要想擺脫既花時間也很艱難。**他們接近你時必定帶著某些目的。與人交往時請試著想想看「這個人為什麼要跟我在一起？」，假如覺得很可疑，就毫不猶豫地逃跑吧！**

心理病態者的腦海中
毫無自己與他人的情感
欠缺罪惡感和同情心

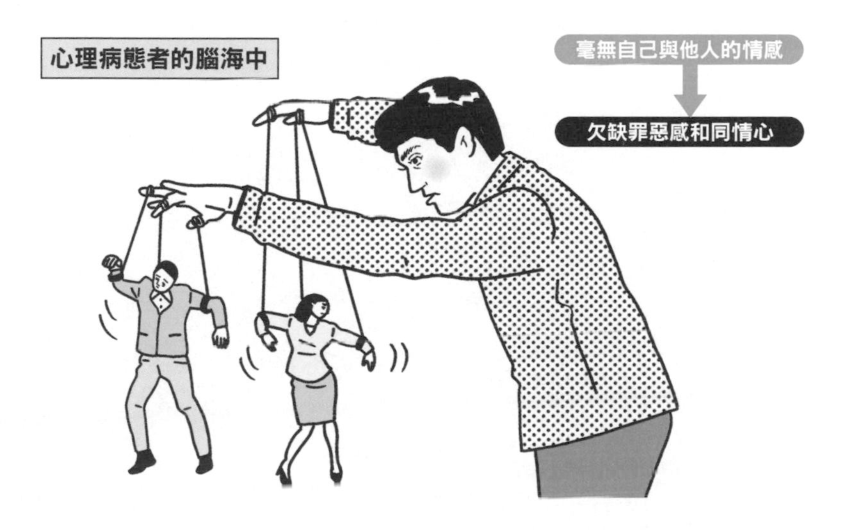

＼ 加藤醫師有話說 ／

心理病態之中，有嫉妒心很強的類型，也有會透過家暴來讓對方聽話的類型等等。因為透過說謊操縱他人的成功經驗很多，所以他們會充滿自信地撒謊，這也是心理病態者的特徵。

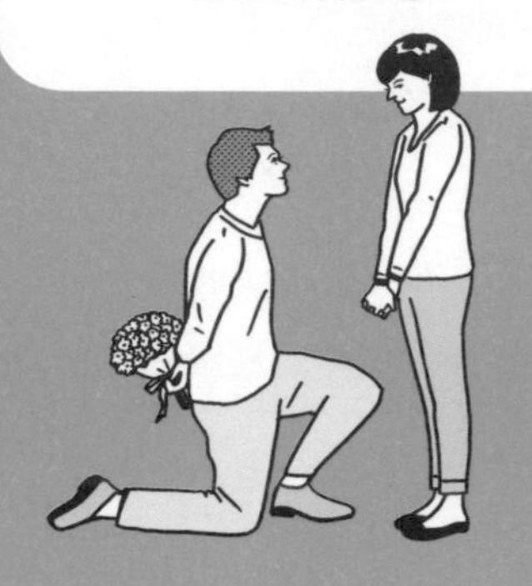

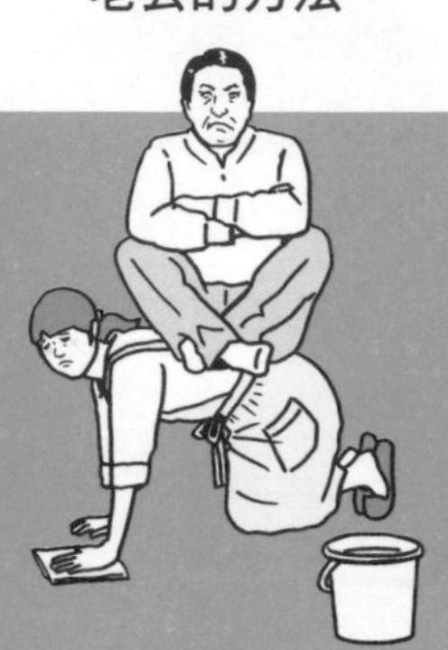

解開戀愛・結婚之謎

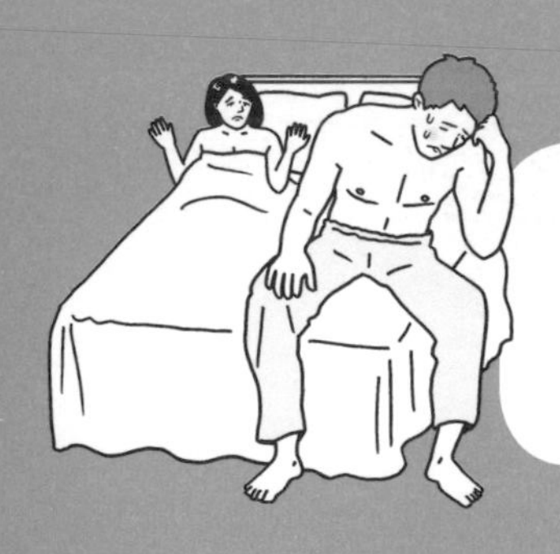

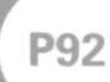

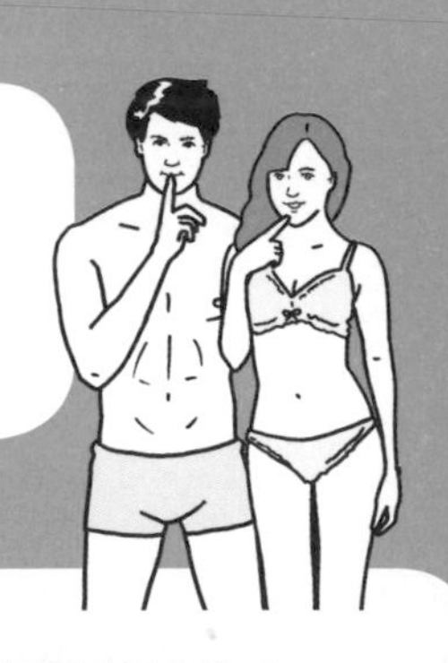

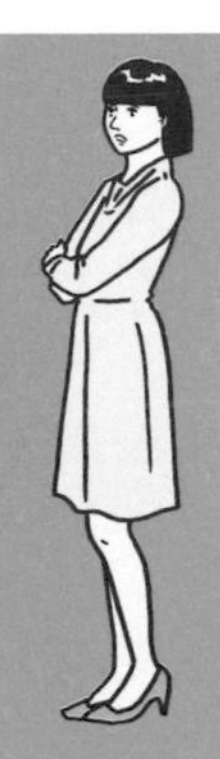

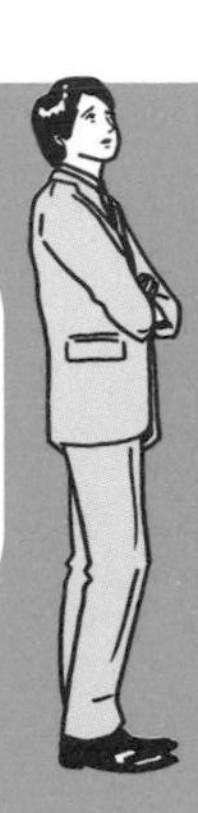

愛情和婚姻是一項永恆的課題。讓我們一起從大腦和心靈機制的角度出發，學習接近想追求的異性的方法，以及克服倦怠期等狀況的辦法吧！另外，像是草食系或有外遇的人的大腦裡究竟發生什麼事等，也會在後面為各位詳細解說。

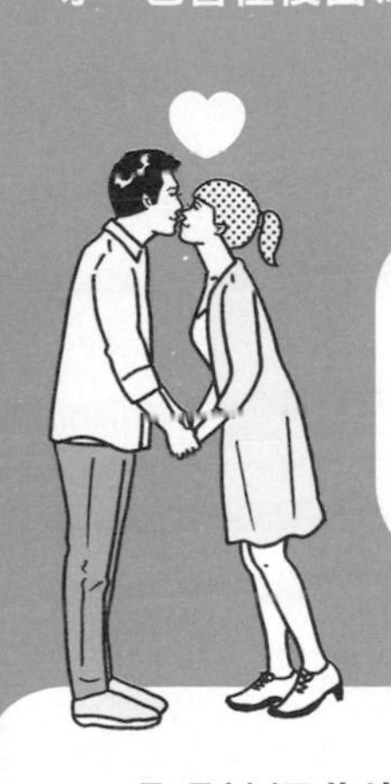

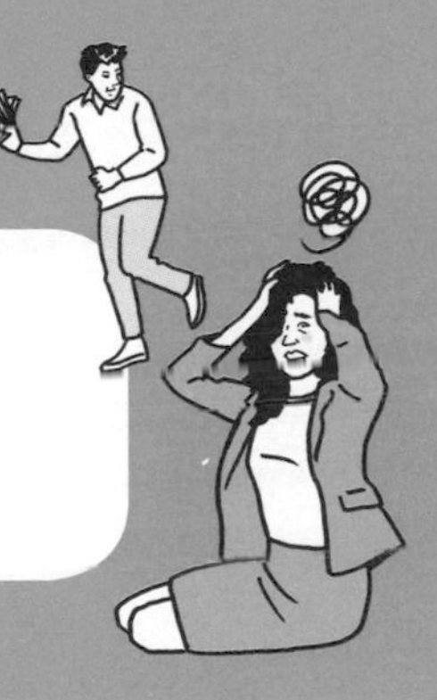

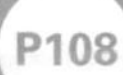

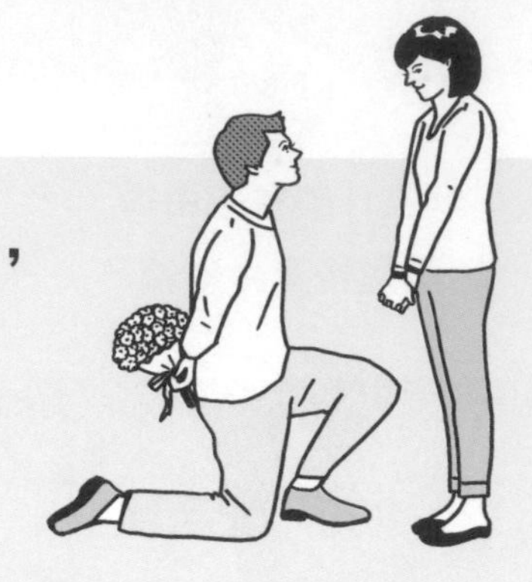

離正式交往就差一步，該做什麼好？

朋友以上，戀人未滿的彆扭感，
真的很令人著急，對吧？
難道沒有可以讓兩人關係出現進展的辦法嗎？

透過共享相同記憶來縮短大腦的距離感

雖然關係不錯，但似乎還無法成為情侶……這可說是一種心理距離（親密度）尚不明確的狀態。**心理的距離就是大腦的距離，這段距離可藉由交換訊息來縮短。**

交換訊息就是對話交流。連同以郵件或社群網站進行的純文字溝通在內，只要對話成立，就能確保大腦距離縮短。不管是不善言辭，還是住在地球的另一端，只要大腦的距離不遠，兩人的關係就一定會有所進展。

更符合期望的是兩人一起行動。一起去吃飯、散步，或是去哪裡玩之類的普通約會也不錯，不過可以的話，**最好是創造一個「兩人共同達成某件事的記憶」，像是公司的專案或義工活動等等。**

對大腦來說，記憶跟對話一樣都是一種「資訊」。**兩個人大腦的共同資訊愈多，想起對方或考慮自己是否喜歡對方的頻率就愈高。**

不僅限於戀愛，在任何人際關係裡都一樣，意識到「去了解對方跟自己」是很重要的。撇除成見好好觀察吧！在了解自己的大腦，也了解對方大腦的基礎上，就會**抱持著「貼近對方大腦」的想法來交往**，像是「這個人運動系統腦區比較弱，所以約他去吃飯會比去打網球好」、「這個人視覺系統腦區好像很厲害，要不要試著跟他聊聊藝術？」等等。我想，能夠馬上與初次見面的人相處融洽的人，或是明石家秋刀魚、中居正廣和黑柳徹子這類談話達人，應該都是在不自覺的情況下照著這種方法做的。

貼近對方的大腦

下次要不要一起玩
五人制足球？
這個人的運動系統好像滿強的。

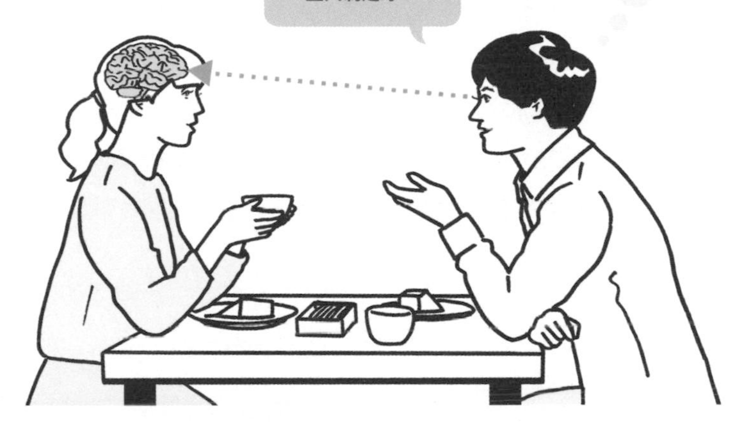

＼ 加藤醫師有話說 ／

從大腦來看，女性往往聽覺較佳，男性則有視覺更優異的傾向。如果你的意中人是聽覺派的話，比起郵件，更適合用電話傳達愛意；若是視覺派，就要透過禮物之類眼睛看了就知道的方式展現情意。

設法刺激對方的大腦，採取容易理解的表達方式

假如兩個人作為朋友的交往時間很長的話，應該都已互相習慣對方的大腦了。跟倦怠期（➡P.106）一樣，必須給予刺激才行。

能對大腦產生刺激的是意想不到的事件，而門檻最低的是「改變髮型或裝扮」。外表和內在的反差愈大，賦予大腦的衝擊力就愈強。敢於讓對方看見自己的弱點也是一種手段。畢竟在成為伴侶之前都要持續建立信賴關係，因此可以嘗試徹底公開自己感到自卑的地方看看。

表達自己的心思，直言不諱地告訴對方「我喜歡你，請跟我交往」是最好的辦法。不過，日本人之中個性靦腆的人很多，在文化上也傾向於期待對方不靠言語就能察覺自己的心情。

然而，對視覺系統弱的人而言，講求「用看的就知道」是行不通的。因為這種行為會對對方大腦不擅長的領域造成負擔，從腦科學的觀點來講是非常不親切、甚至有些傲慢的做法。可別忘記要了解並配合對方的大腦喔！

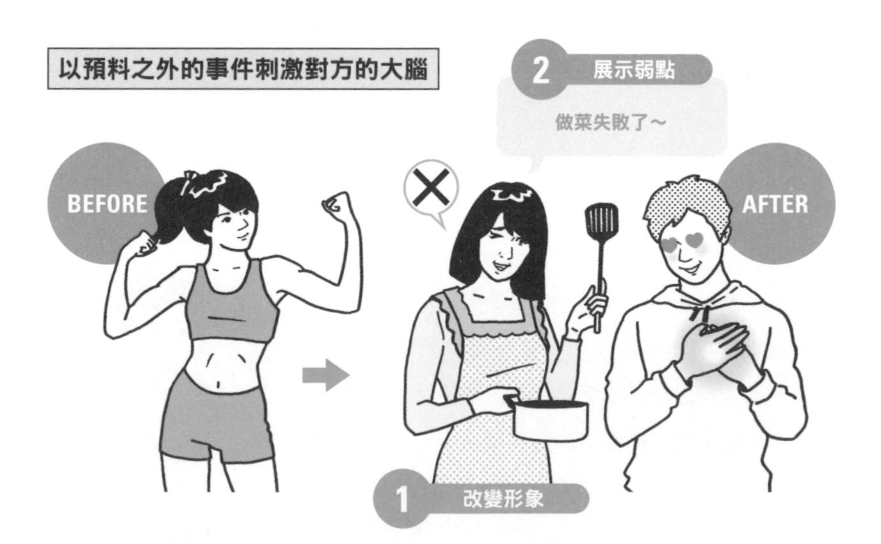

不要責備對方「你都不懂我！」，而是接受這個事實

如果無法拉近彼此之間的距離，或許是因為對方大腦感受到的距離感跟自己的感覺有落差的關係。首先，要想辦法增加彼此的聯繫點。此時的要點是**「不要試圖改變對方」。放下自己的成見，全盤認同並尊重對方的大腦特性，請在這個基礎上嘗試重新表達自己的心情。**

不要試圖改變對方

我希望你多邀我去約會！
我知道了……
下次我想去動物園！
好主意！

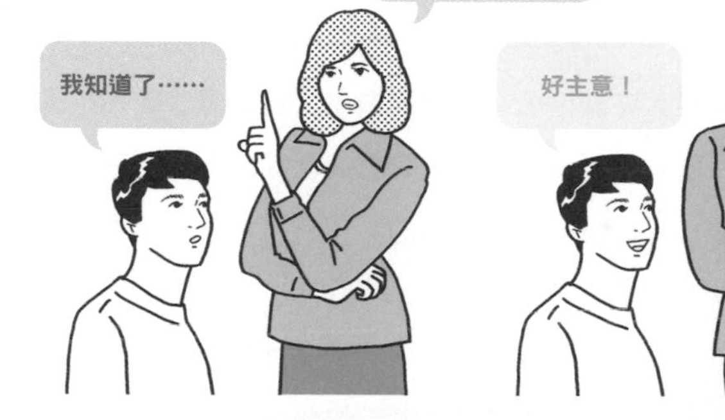

ADVICE

你是否以對方希望的方式來看待他們呢？

在傳達自己的心思時，對方的反應是測量你們兩人之間距離感的指標（看起來很高興代表距離近，如果表現出困惑則代表距離遠）。

若想讓兩人的關係有所進展的話，請試著努力連對方想做的事情都全力配合去做。

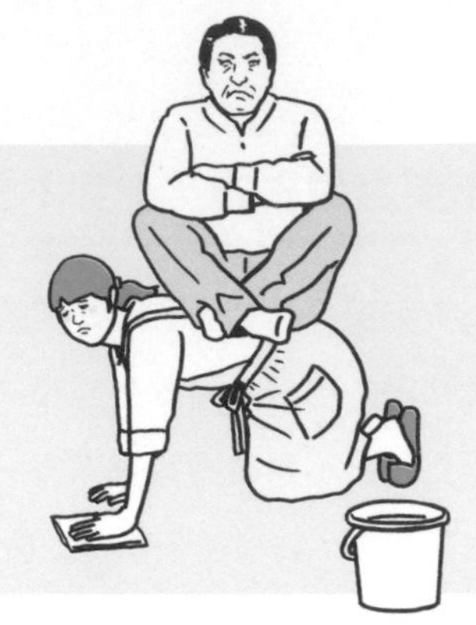

對待大男人主義老公的方法

閉嘴乖乖聽我的話！
舊時代氣味沖天的大男人主義者，
儘管被說過時，卻似乎仍頑強地存活下來。

丈夫的大腦無法客觀看待自身言行

按照辭典，日文中大男人主義老公（亭主關白）的定義是「丈夫在家裡像輔佐天皇的關白大臣般逞威風的模樣」。聽說這是從江戶幕府鼓吹儒教思想後，到戰後時期為止，長時間延續下來的父權制度的遺痕，不過以現代人的感覺來看，就算說這是性別歧視也不為過。

和雙薪家庭很常見的現代不同，在那個丈夫一直工作到筋疲力盡，把賺來的工資全部交給家裡的年代，丈夫這種「至少也想在起居室裡感覺像個『老爺』」的主張也有一定的根據。另外，還有些地區會將這種大男人主義思想視為文化，使之根深蒂固。

若觀察這種大男人主義老公的大腦，會發現他們多半自我認知不足。因為無法客觀看待自己的言行舉止，才完全沒發現自己對老婆的態度有多傲慢。

這種人的大腦無法接受否定自己的言語。依據個人情況不同，有些人甚至忙於工作，連反思自己或回顧家庭的時間都沒有。

順便一提，那些自以為是，茶來伸手、飯來張口的丈夫，由於在家幾乎沒有在用腦，退休之後很容易癡呆。這種人的妻子請務必要讓丈夫擁有自己的興趣愛好。夫妻倆各具嗜好，保持適當的距離會比較好。

跟大男人主義老公相處的方式

各自保有興趣，維持適當距離

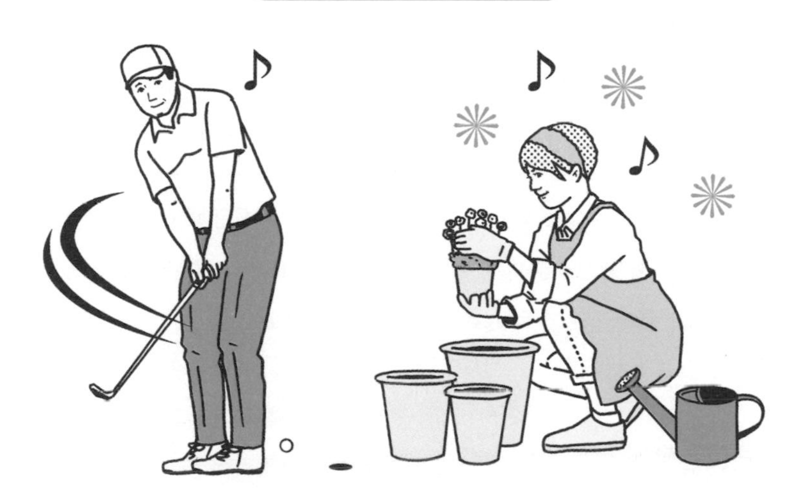

＼ 加藤醫師有話說 ／

這些自以為是、坐享其成的丈夫，要是都不做任何家事，之後上了年紀退休後就很容易變得癡呆，所以要多多注意。

最近對做愛不感興趣，該怎麼辦？

不是想做卻做不到，
而是從一開始就沒興致的煩惱。
無關年齡老少，最近幾年這種狀況似乎有增加的趨勢。

睡眠不足和缺乏運動正在助長對性事的厭煩!?

從2002年到2016年為止，日本一般社團法人「日本家族計劃協會」以3000人為對象進行「男女生活和意識相關調查」，調查中發現回答「對性事沒興趣，厭惡性愛」的人數，男女雙方都大幅增加。而且，在被認為性慾最強的20多歲群體內，可明顯看到對性愛敬而遠之的傾向，而理由多半是「覺得麻煩」。想要孩子，卻不想做愛，像這種夫妻之間的煩惱似乎也常常聽得到。

隨著網路和社群網站的發達，人與人之間的交流機會正逐漸攀升，儘管如此，卻無法帶動男女之間的性交意願，其原因據說是人們感興趣的漸漸不再是滿足性慾這件事。**假使從大腦尋找人們無法萌生性慾的原因，會發現這種現象源於男性荷爾蒙（睪固酮）的減少**。這在大多數情況下，起因都是睡眠不足。此外，**也可能是由於人的視覺系統腦區退化所致**。

從視覺進入大腦的資訊，會通過杏仁核和下視丘刺激性慾中樞。但要是視力衰退，性慾中樞就無法獲得充分的刺激。

一般來說，性慾會在激烈運動後立即增加，這只要觀察大腦就一目瞭然。運動系統腦區中，負責腿部（腳）的部位在頭頂，司掌性器活動的部位就在其內側，而且感知皮膚觸感的感覺區也臨近在旁。也就是說，在大腦裡面，腳跟性是密切相關的。因此，**活動或按摩雙腳（尤其是按摩內側）能喚醒對性事的興奮感**。在愛情片裡常見到男女兩人在桌下交纏雙腿，以及坐在身邊把手放在大腿上的場景，在腦科學上是正確無誤的。

活動腿部刺激性慾中樞

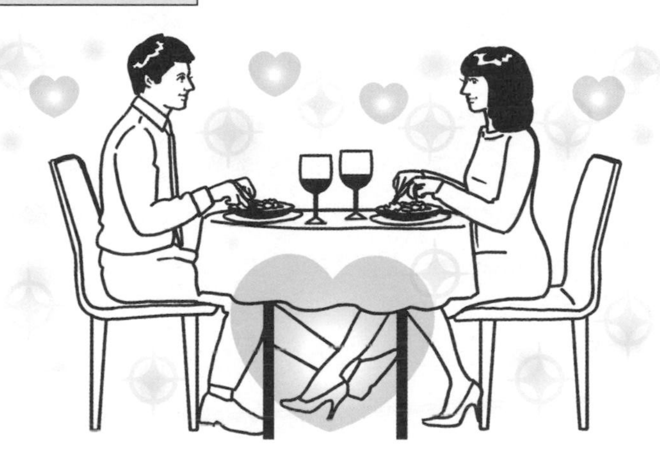

＼ 加藤醫師有話說 ／

人體器官都有各自的一日節奏。也有可能是由於生活型態與生殖器的節奏有所偏差，所以才會無法在適當的時間萌生性慾。

好好睡一覺，抬頭挺胸並活動眼球

對外界的興趣和關心淡薄，亦即社交內向的人逐漸增加，這或許也是人們對性事淡漠的原因。大部分的人主要是用視覺作為資訊的入口，如果一整天都在往下看、盯著手機不放，那麼就算面前出現赤裸的美女或心儀的帥哥也看不到，更無從萌生性慾。

從以上內容推導出來的改善對策有三：第一是「**保障7小時以上品質良好的睡眠**」。畢竟，根據日本2017年年度國民健康與營養調查報告結果概要（厚生勞動省）指出，日本20歲以上的男女約有75%的人平均睡眠時間不到7小時。這意味著人們忙於睡覺，沒有辦法擁有做愛的時間。請改掉夜行性生活習慣，若失眠則應到醫療院所就醫。

第二是「**增加運動量**」。不僅要透過跑步來鍛鍊肌肉，修正姿勢也很重要。不管站還是坐，都要保持抬頭挺胸的姿勢，這麼一來自然可以鍛鍊到體幹。另外，因為視線變高使視野更加寬廣，所以也就成就了第三項對策「**強化視覺系統腦區**」。一起觀察周圍，將美麗或迷人的事物輸入大腦中，提高視覺靈敏度吧！

修正姿勢

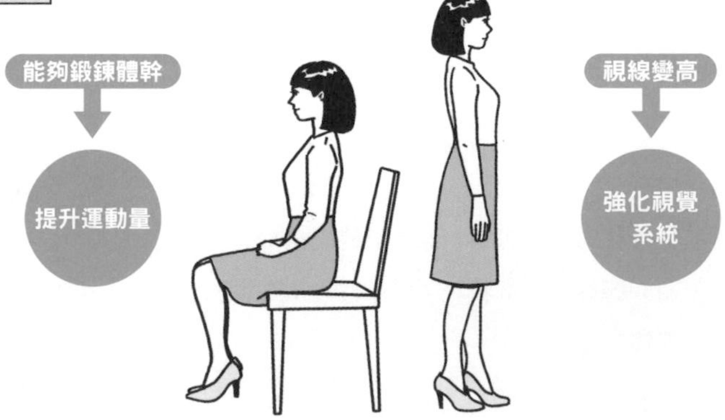

能夠鍛鍊體幹

提升運動量

視線變高

強化視覺系統

讓自己覺得互相碰觸很舒服

說到先前稍微提到過的皮膚感覺，這種感受會連結到情緒系統腦區。厭惡性事的人，大多都是大腦把肌膚的互相碰觸判斷成不愉快的事吧。**請觸摸蓬鬆的毛巾、質地柔滑的寢具和柔軟的布偶等物品，將這種舒適的皮膚感覺輸進大腦之中。**

鍛鍊你的皮膚感覺

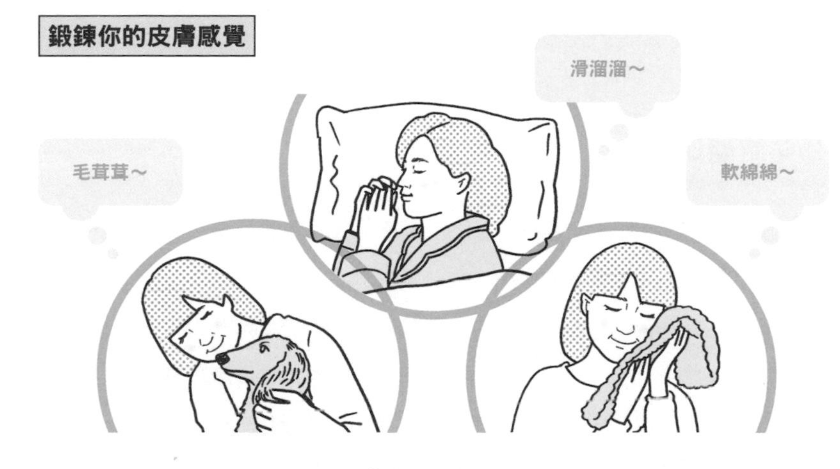

有時會在女性荷爾蒙的作用下，對性事感到淡漠

女性的大腦很不可思議，在懷孕後，會因女性荷爾蒙的運作而使女性變成超越男女的「母性」。生完小孩後對性愛失去興趣的女性很多，雖然這是很自然的現象，但若想擺脫無性生活，就應該刻意塑造夫妻之間單獨相處的時間。

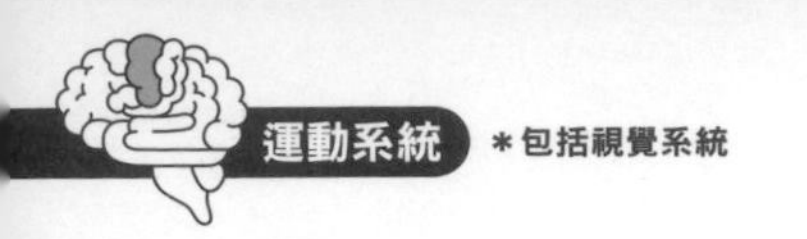

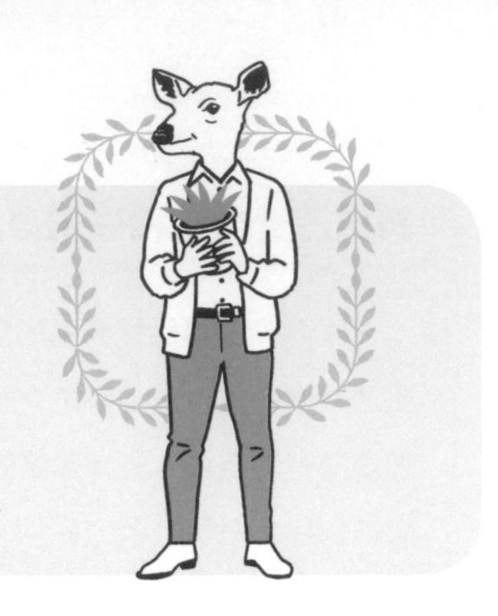

走進「草食系」人類的大腦世界

約在20年前突然出現，
並立刻威脅戀愛市場的草食男女。
讓我們嘗試理清他們謎樣的大腦吧！

幼年時期玩耍方式的改變使大腦草食化!?

關於草食系的人的大腦機能，很遺憾，由於數據蒐集尚不充足，所以現在這個階段還沒有可靠的資訊。

但是，有一點可以確定，就是**其與運動系統腦區的關聯性**。聽說最近無法扭乾抹布的小孩愈來愈多，然而不僅限於握力，**孩童整體的肌肉力量正在降低，這難道不代表他們的生命力本身也在減弱嗎？**

過去男孩們以大自然為遊樂場，他們爬樹、跳過河流，透過玩耍來鍛鍊運動系統。如今因為只玩手機跟遊戲，就算手有在動，全身像是腳或腰卻都沒在動，所以體力上跟女孩子相差無幾。由於男女性別差異均一化，即使看見異性，可能也很難感受到對方身為異性的魅力。

缺乏運動也跟「談戀愛好麻煩」、「對性愛沒興趣」等草食系人類的獨特心理有莫大的關係。原因在於，**湧現動力所必備的荷爾蒙多巴胺，事實上要藉著有節奏地活動身體才能分泌出來。**

在跳舞等節奏性運動身體的時候，除了運動系統腦區以外，還會用到視覺系統腦區。**一般認為，草食系男女恐怕就是因為長期缺乏運動而無法**

萌生熱情，負責自主欣賞感興趣事物的視覺系統（尤其動態視力）運作狀態也不佳，導致異性的姿態無法映入眼簾。

在這種情況下，與其說大腦中發生的現象是「因為不感興趣，所以不看」，倒不如說是「因為沒看到，所以不感興趣」。加州理工學院的認知神經科學學者下條信輔教授，將透過實驗得以證明的這種現象命名為「串連凝視效應（The Gaze Cascade Effect）」。

運動及視覺系統訓練法

活動身體和眼睛，促進多巴胺分泌

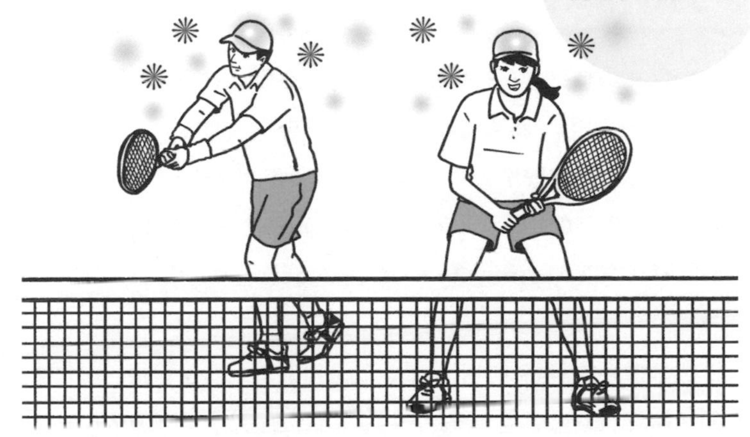

＼ 加藤醫師有話說 ／

在運動和視覺系統腦區的訓練上，我推薦棒球、足球和網球等會用到球的運動。這些運動還可以有效防止及改善發展協調障礙（笨拙、遲鈍）。

沉溺於婚外情的人，大腦和劈腿的人不同嗎？

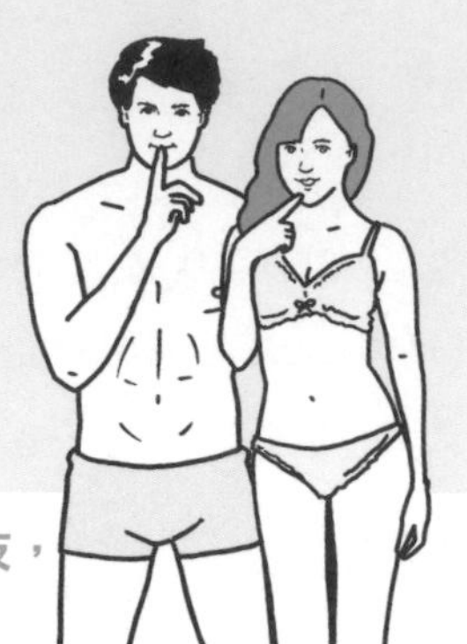

明明已經有那麼漂亮的老婆、那麼好的男朋友，為什麼還要腳踏兩條船呢？讓我們試著從大腦的角度來縱觀這個問題。

熱中學習的神經細胞，為了成長而邁向花心之路

有婦之夫或有夫之婦的婚外情，跟有男女朋友的劈腿，根本上是一樣的事情。對大腦來說，這兩者無疑都是「不尋常」的狀態。

在剛開始和配偶或情人交往時，「這是個什麼樣的人？」、「該怎樣相處才能得到期望的結果？」等課題堆積如山。被賦予課題的大腦積極運作，尋找解決方案，一邊試錯，一邊逐一學習自己所期望的行為或思考模式。

這正是戀愛的醍醐味，不過學會以後也漸漸地產生習慣。變化愈大，大腦的神經細胞就愈活躍。**因為大腦原本就很熱愛學習，總是在尋求新的挑戰，一旦習慣了，就不會對一點刺激給予反應。這時若與「不尋常」的人事物相遇，大腦的神經細胞就會因為「想試試看」而劇烈反應，並且活化起來。**如此一來，便會產生大腦成長的良性循環。在巧妙利用這項機制的色情影片行業中，會為老套陳腐的影片加上不尋常的標題來勾起人們的購買慾望。說到不尋常，狂熱地追星也是如此。在神經細胞的層面上，婚外情跟劈腿都是相同一回事。

若硬要舉出婚外情跟劈腿的差異，那就是對方是否「屬於他人」。**因為別人的老婆或老公是「不能偷的人」，只要掌管善惡分辨（道德觀）的額葉正常運作，那麼就算被誘惑也不會付諸行動。**實際對這些人出手的行為，會發生在大腦不太清醒的時候——也就是頭腦迷迷糊糊，欠缺克制力的時候。

疲勞、不滿或酒精都會降低大腦的清醒度。下班後男女結伴去喝酒，然後「酒後亂性」這種經典劇碼，從大腦的角度來看完全合理。

搞婚外情或劈腿的人，腦海裡……

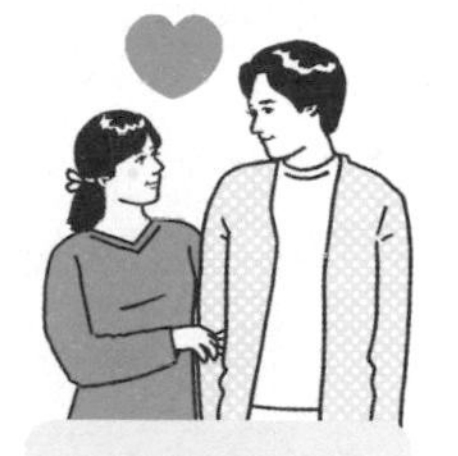

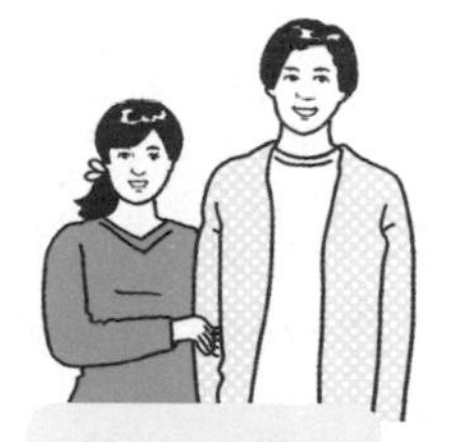

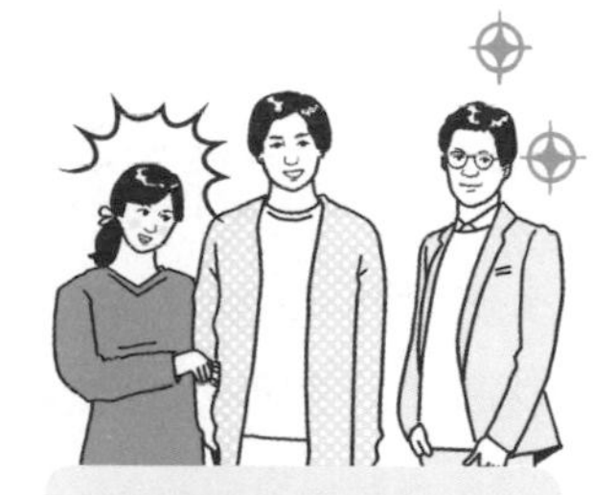

還想多認識！

已經了解了。

新的刺激！好想認識！

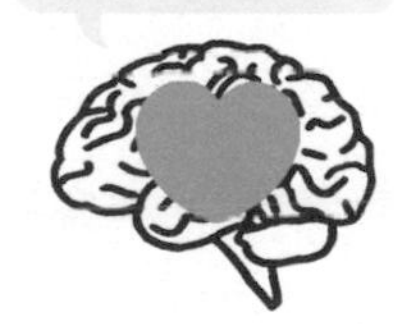

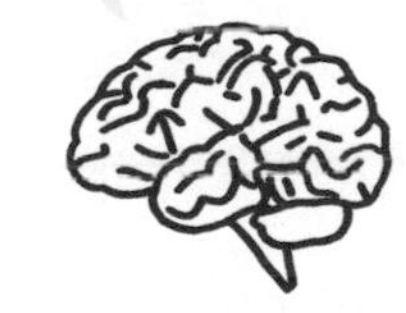

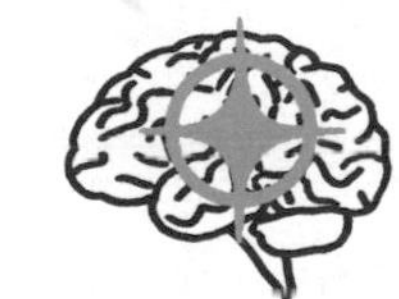

＼ 此時的大腦…… ／

看到自己喜歡的異性時，多巴胺的分泌會活化，並提高內心的期待程度。同時，位於腹內側前額葉皮質的思維系統也會開始運作，預測且決定是否要追求戀愛關係。

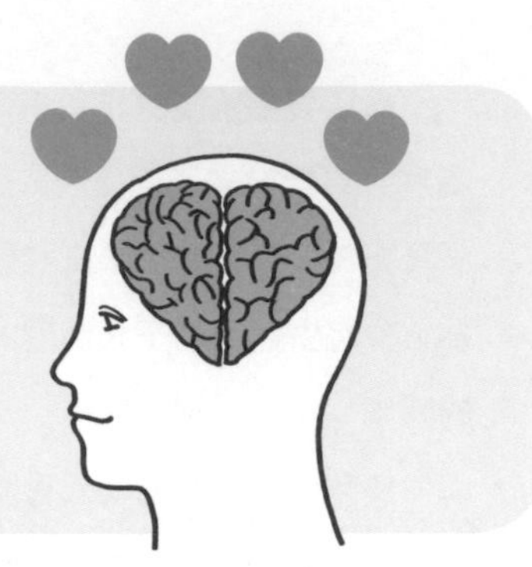

為什麼會不由得對愛情產生依賴？

有些人的腦海裡全是戀人的身影，
沒有戀人就活不下去。
雖然很痛苦卻阻止不了，原因是來自大腦嗎？

容易依賴的大腦在理解與情緒系統上都不夠成熟

戀愛時，大腦會積極地活動，時常確認自己和對方的距離。因此，戀愛本就是一種促進大腦成長的體驗，然而，**容易依賴的人，大腦的情緒系統腦區會輕易受到他人影響，也不擅長表達自我主張；另外，因為理解系統腦區不夠發達，所以無法正確梳理並了解自己跟對方之間的距離。**這正是被戀愛蒙蔽雙眼的大腦。換言之，大腦並未好好認識「自己」，而是失去自我，徹底深陷於對戀愛對象的迷戀之中，就如同演員把真正的自己封印起來扮演角色一樣。

時常見到的是「一開始男性主動接近時拒絕了，但後來向對方的窮追不捨投降並交往，等到發覺時，已經變成是自己緊抓著對方不放」的模式。這在溫順的「乖乖女」型女性身上很常發生，畢竟她們被教育「聽從父母的話就能被愛」，大腦從此學會了配合對方的生存方式。

雖說如此，溫順的人也不是全部都會依賴戀愛。會陷入依賴中，是因為恰好在容易依賴的時候展開戀情。

依賴是大腦判斷「只此唯一」的狀態，不過大腦本來便具備「專注在一件自己有興趣的事情上」的特質。因此，**在沒有其他事情可做的時候，很容易就會產生依賴性**。工作沒意思、沒有愛好的興趣、沒有朋友……要是在這樣的時間點出現迷人的男女朋友時，大腦實在不可能不沉迷其中。

「沉溺於毒品不可自拔」、「因為是工作狂，完全不想結婚」也是同樣的道理。不管哪一個例子，都跟最前面敘述的一樣，當下已無法判斷自己與依賴對象之間的距離。

空間導致依賴

沒事好做……
晚上小酌一杯吧？
要是沒有這個就活不下去了。

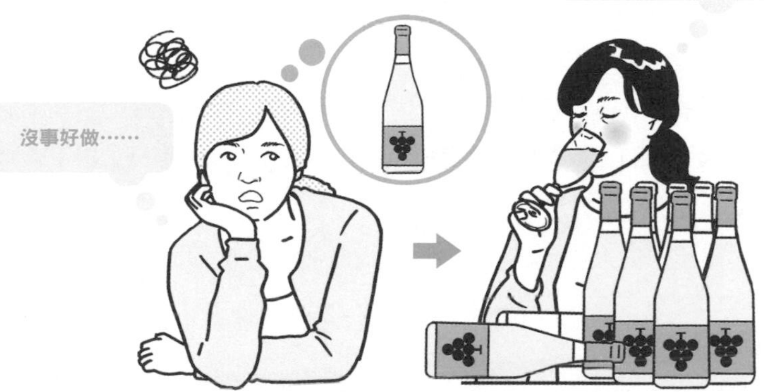

加藤醫師有話說

右腦的情緒系統腦區會察覺他人的情緒或是對此產生共鳴。目前認為，扭曲戀愛關係而變成跟蹤狂的人，其人腦的思維系統已然失去對情緒系統和運動系統的控制。

避免產生造成依賴性的「空間時間」

所有依賴關係的共通對策是**與依賴對象保持物理上的距離**。在依賴戀愛時，要先試著減少跟對方會面的頻率（嘗試過就會知道自己的依賴程度），也請不要打電話或傳訊息。我還建議可以不告訴對方目的地就出去旅行。或許這將十分痛苦，但要擺脫依賴性只能如此。可以的話，就請求值得信賴的朋友或家人提供協助。依據依賴程度的不同，或許也必須借助心理諮商師等專家的幫助。

同時，請把加入感興趣的社團、學習技藝、開始打工等，戀愛以外的事情融入到日常生活之中。改變生活習慣或環境，對訓練情緒系統腦區也很有效。只要挑戰新事物，情感就會經常隨之波動，以至於提高自己對自身心情（本心）的敏銳度。請教會你的大腦，讓它知道「除了戀愛以外，還有很多事情可以感受到幸福」。

為了增強判斷力，同時訓練思維系統腦區也是不錯的選擇。接下來將介紹一些具體的鍛鍊方法。

擺脫依賴要這麼做

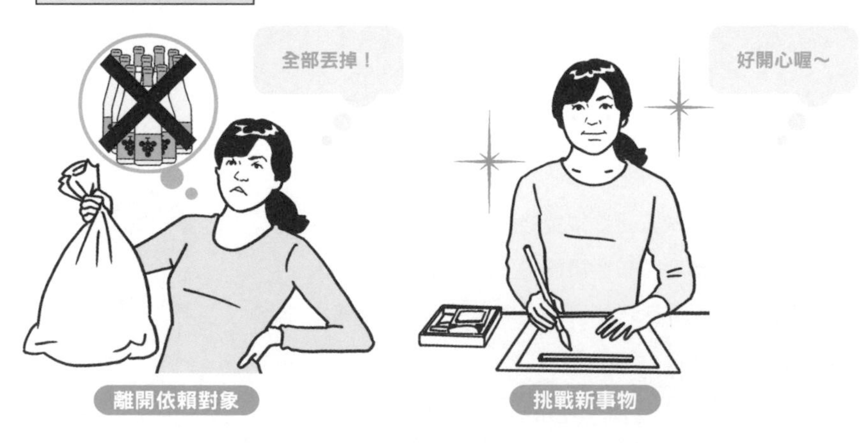

用來強化判斷力的思維系統腦區訓練法

只要練習在外面用餐時立刻決定好要吃什麼，就能改善自己優柔寡斷、容易跟風的個性。如果在做家事或購物這類「做某件事情的時候」設立時限，就可以養成一套強制結束依賴狀態的大腦機制。對廢品的分類與處理也與斬斷無用關係的能力有關。

思維系統訓練法

請問要點……
請給我A套餐配大薯可樂！
得來速
in
馬上決定好
要吃什麼

ADVICE

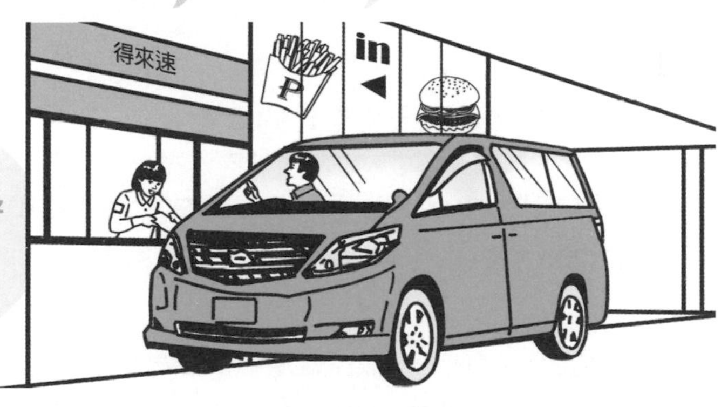

只要自己愛自己，就無須執著於戀人的愛

女性有種很強烈的傾向，就是當自己覺得自己「被愛著」的時候，心情就會穩定下來，所以她們很容易做出偷看對方手機以確認情人愛意的依賴性行為。這跟小孩想要確認父母的愛而胡鬧的作為，本質上是相同的。要建立獨立的對等關係，比起尋求別人的愛，先自己愛自己才是最重要的。

「戀愛讓人變美」是真的嗎？

「女人一談戀愛就會變得美麗動人。」
這是傳說？還是常識？
戀愛中的大腦發生了什麼事？

大腦釋放的荷爾蒙發揮抗老化的效果

「女人談戀愛就會變漂亮」是真的。原因在於，她們意識到喜歡的人的視線。因為無論何時都在思考對方怎麼看待自己，進而增加了腦中的自我認知。

自我認知提高以後，不知為何也會促使雌激素活化。雌激素是一種女性荷爾蒙，也被用在治療更年期障礙上，據說對改善憂鬱也有不錯的療效。**大腦中存在著一條迴路，這條迴路從身為情緒系統中樞的杏仁核出發，連接至與荷爾蒙產生有關的下視丘。也許是因為談戀愛刺激到這條迴路，使大腦產生雌激素，讓人心情變得積極樂觀，以情緒系統為中心的大腦活動也更為頻繁。**大腦的活化等同於抗老化，因此**人的外表會看起來更年輕，心態也會變得遊刃有餘。**旁觀者看到這副模樣以後，就會說這個人「變漂亮了」。

男性比起變漂亮，更會受到男性荷爾蒙的影響，而產生幹勁或是變得正向。

戀愛所引起的大腦活化，就算是單相思也會發生。**只要對某個人懷抱**

憧憬，超額葉區（Super-Frontal Area）的血氧效率就會變得比較好。

依據對象不同，有時會反過來「為愛消瘦」。這是一種自己的能量被對方消耗殆盡的模式，對象可能是任性妄為、把周遭人耍得團團轉的情人，或是心理病態（⇒P.82）的伴侶。這時一切都聽從對方擺佈，反倒會使自我認知程度下降，與普通的戀愛完全相反。換句話說，有會讓從杏仁核到下視丘這條迴路產生正面作用的戀愛，也有會使它產生負面作用的戀愛存在。

既然如此，那談一場「有益於大腦」的戀愛比較好吧？**特別是對女性來說，50歲以後雌激素的分泌量就會降低，所以請各位無論幾歲都不要忘記戀愛的心情。**

因戀愛變漂亮的原理

＼ 加藤醫師有話說 ／

我奶奶以前常說：「戀愛令男人胃口大增，使女人食慾不振。」古時候的人也許是從經驗上了解到戀愛的減肥效果吧？

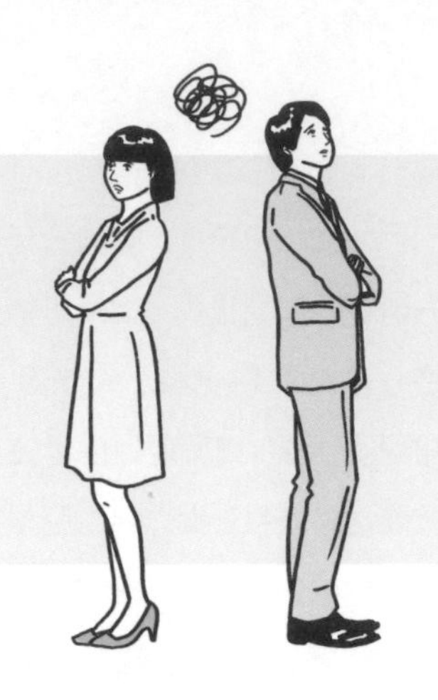

什麼是「倦怠期」？該如何走出來？

當年相遇時的悸動去哪了呢？
倦怠期散發著陰沉的停滯感。
若是能抱持「這很正常」的達觀態度，那就輕鬆多了……。

兩人一起行動的範圍縮小了

倦怠期分成兩種，一種是「目的不一致型」，兩人中其中一方雖然想結婚，但總是談不攏而拖拖拉拉地交往；另一種是「行動半徑縮小型」，約會減少、對話也變少了。前者通常最後都會分手，後者則可以透過努力來擺脫。

雖然倦怠期一直持續下去讓人感到厭煩，但也不代表就要因為這樣而分手。這件事換句話說，就是「存在也沒關係」。即使繼續在一起，能量也不會消耗殆盡，所以可以放心地交往。這種倦怠期能夠延續下去，搞不好反而是件令人高興的事。

對於長時間相伴的情侶來說，倦怠期已然成為日常生活的一部分。**如果想刺激已經習慣的大腦、增加親密度，那麼做一些「跟平常不一樣的事」將頗有成效。**

單獨進行的話可能會因此外遇（➡P.98），所以必須「兩個人一起做」。舉例來說，擁有共同的興趣，一起照顧父母等等，**試著創造一些兩人合作、共同行動的機會吧！**

兩個人一起行動的經驗會以記憶的形式輸入大腦裡。**大腦中這些「記憶相簿」愈多，情緒系統腦區就愈能受到刺激，藉此逐漸加強兩個人對對方的依戀和共鳴。**

要如何克服倦怠期？之後又有什麼樣的目標？這些難題擺在大腦跟前，而大腦會拚命思考並試圖採取行動。因此，倦怠期是鍛鍊大腦的絕佳好時機，說大腦所具備的「戀愛潛能」是被倦怠期打磨出來的也不為過。正是因為先通過了倦怠期的考驗，才能擁有真正的愛情，不是嗎？

擺脫倦怠期要這樣做

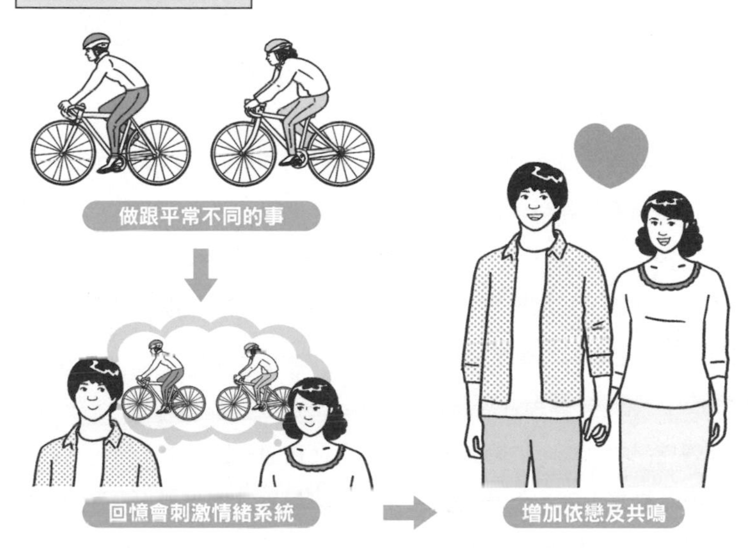

＼ 加藤醫師有話說 ／

就算現在很無趣，也不代表會這樣永遠持續下去。請不要光看著現況就停止思考，要明白狀況總是會變化，並在心中描繪未來的模樣。

好想擺脫老是愛上爛男人的循環

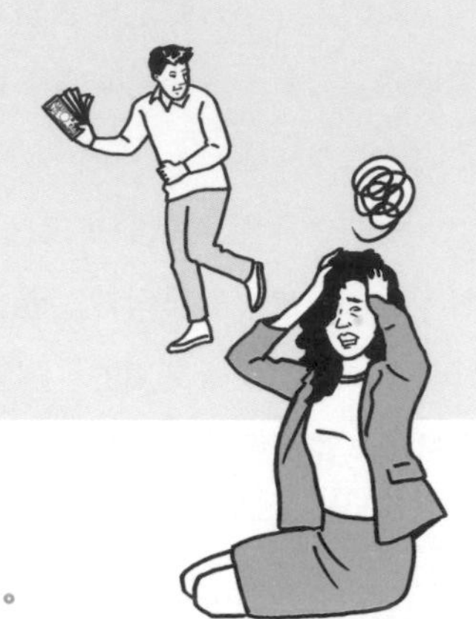

有些女性儘管知道會很痛苦，卻仍投身於毫無成果的戀情之中。這種痛苦可以藉由鍛鍊大腦來一刀兩斷。

與其培養看男人的眼光，不如加強看待自己的眼力

決定「喜歡／不喜歡」的是大腦的思維系統和情緒系統。然而，有時互相矛盾的心情會同時存在，造成自己與大腦之間的誤差。像是一方大叫「我討厭這種男人！」，另一方卻又同時高喊「我喜歡這樣的男人！」，此時會連本人都搞不懂哪邊才是自己的真心話。一旦在這種狀態下開始交往，從結果上來看，對方多半會是個爛男人。

如果想要改掉被爛男人連累的壞習慣，首先要將注意力放在自己身上。請珍視自己的心情，把體諒他人的心思往後放。只要你與自己更加親近，就能明確劃出與別人之間的距離，開始能夠清楚地判斷「討厭的人就是討厭」。

將注意力轉向自己，最簡單的方法是先關注自己的「行動」而非思考或情感。自己要去哪裡？穿著怎樣的衣服？說了什麼話？請試著耐心記錄下來，就像自己尾隨自己一樣。如此一來，應該就能看出之所以會吸引爛男人的行動模式。

在觀察行動的各種面向之中，請特別留意經常前往的場所。如果走進

附近很多大學的咖啡廳，會發現裡頭的顧客大部分是學生。華爾街的咖啡廳則幾乎都是商業人士，而且每個人看起來都很富裕。

會老是遇見爛男人，說明自己身處於爛男人比例高的地方。我曾遇過一名被男人騙過兩次的女性，問出她住的區域後發現，果然是治安很差的地區。不僅是相遇的地點，相遇的時段也很重要。在繁華街道上的同一家店，白天跟晚上的客層是不同的。**客觀地了解自己的行為是非常重要的事情。**

關注自己的行為模式

今天過了中午
才起床。
穿了新的圍裙。
正在煎鬆餅。

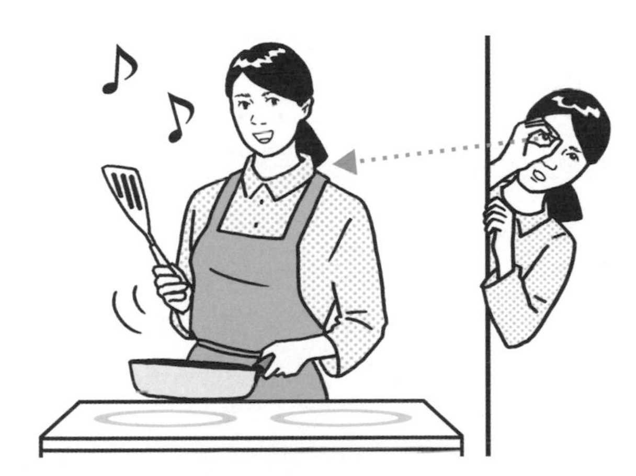

＼ 加藤醫師有話說 ／

習慣夜貓子生活的人，請試著努力變成一個晨型人。當然，這只是我個人的意見，但在白天遇到的男人絕對比在晚上遇到的好！請在頭腦清晰的時候尋找好男人吧！

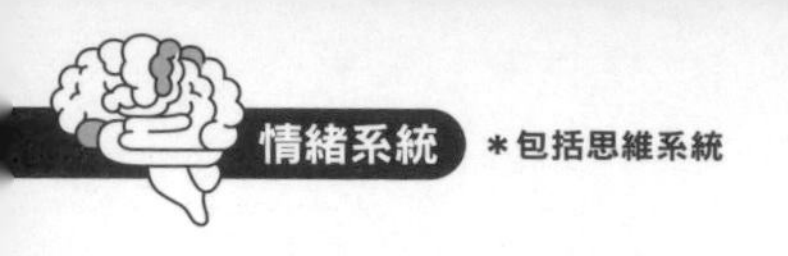

明明曾經非常喜歡，為什麼熱情會突然冷卻？

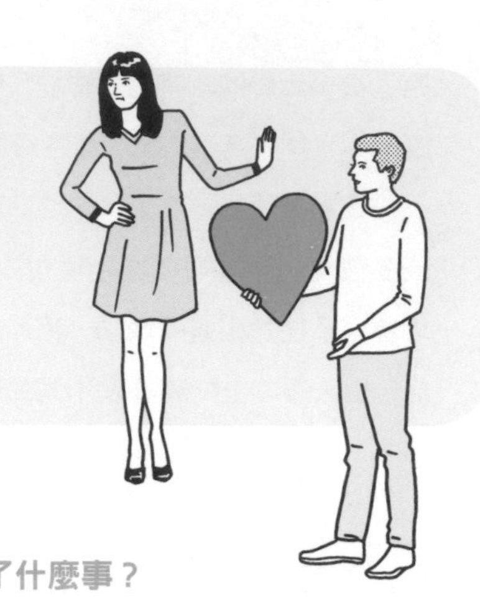

面對曾經愛得死去活來的那個人，
突然打從心底覺得無所謂。
在這個奇妙的瞬間，大腦裡到底發生了什麼事？

當憧憬變成現實，大腦的動力就會下降

戀情冷卻是大腦的正常功能，只是時間早晚因人而異，冷卻的那一天終究會到來。

在喜歡上一個人的時候，或是剛開始交往的前半段時期，我們還不太了解對方。對方的個性如何、有什麼興趣、喜歡的食物是什麼、生日是幾月幾號、平常出入哪些地方……等等，因為全都是不清楚的事情，所以大腦會開始蒐集情報。

此外，我們也會想像各式各樣的事情，比如「我這麼做的話，那個人會有什麼反應？」、「送出禮物他會高興嗎？」之類的。透過暢想幸福的畫面（即「預測回報」）分泌多巴胺，讓大腦充滿幹勁。在運用大腦功能圖像所做的實驗上也發現：閉著眼睛想像畫面時，使用到的腦區遠比直接看著目標物還要多出許多。

開始交往以後，想像變成了現實（實際體驗），於是有關對方的資訊就會透過五感傳遞到大腦裡。**大腦根據這些資料學習「這樣對待此人就會相處得很順利」，並限縮使用的腦區，進入節能省電模式。**

換言之，「戀情冷卻」指的就是「大腦停止運轉」。也可以說，我們運用大腦的方式非常有效率。

頻繁更換伴侶的人，很多都是可在短時間內發揮驚人集中力的「過度集中型大腦」。一旦自身的行事風格被打亂，大腦就會停止運作，因此會以「我不適合改變，所以請你改變你自己」的態度對待伴侶，而後若是伴侶沒有改變，那麼他們就會判斷「我不需要這個人」，然後發生兩人分手的情況。這種類型也是**容易對眼前出現的事物產生反應的大腦，所以找到下一任伴侶的速度也很快**。

大腦停止運作後，戀情就會冷卻下來

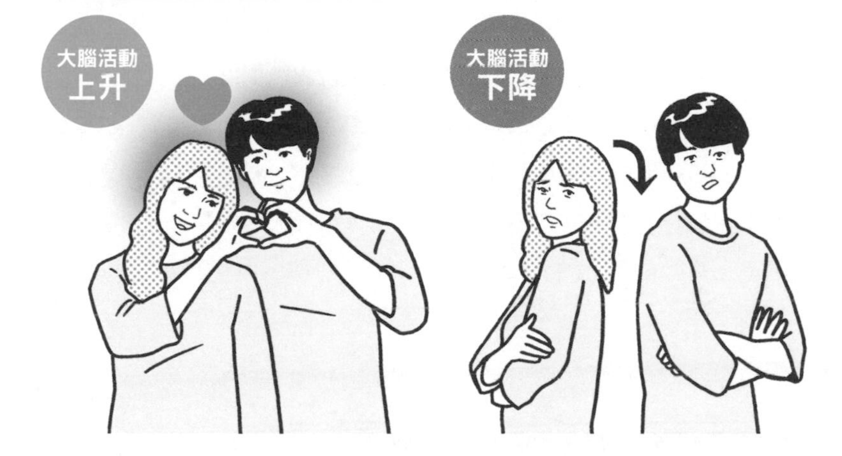

\ 加藤醫師有話說 /

過度集中型大腦因為心情切換得很快，所以不太會對失戀難以忘懷。從對方的角度來看，搞不好會發生「明明是我甩了他，為什麼搞得很像我被甩？（生氣）」的情況呢！

真的喜歡嗎？還是其實沒那麼喜歡？

戀愛與情緒系統腦區關係深切。**情緒系統的左腦跟右腦兩側都很發達的人，是那種很容易迷上別人，同時也相當自戀的類型**。這是一種會誠實面對自己的感情，並且「決定了就會去做」的大腦。舉例來說，如果內心中意的人有兩位時，只要判斷自己喜歡B更甚於A，就會開始接近B，對A則是毫不留戀地放棄接觸。

這是一個「我真的很喜歡他，但是感情冷卻了」的例子，不過除此之外，「其實一開始就沒那麼喜歡」的類型意外地多。

在關於戀愛依賴性的篇章（➡P.100）中，曾經提過右腦情緒系統腦區的部分，**不過要是左腦的情緒系統腦區不夠成熟的話，比起他人的感受，將更難捕捉自己的心情**。這種人會深深以為自己喜歡對方，但實際上卻沒有那麼喜歡。另外，就算在交往中隱約察覺到「有什麼不對勁」，也會裝作沒注意到繼續下去。然後等到對方主動提出分手，或是要借錢等某種強烈的契機出現時，才會初次正視自己的內心。這種大腦傾向，也適用於那些容易愛上爛男人的人（➡P.108）。

情緒系統不成熟，使人無法察覺自己的心意

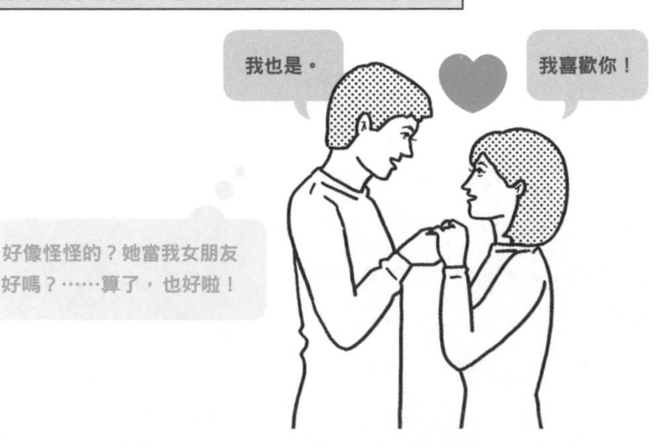

只要鍛鍊左腦的情緒系統腦區，就能了解自己的真實想法

不關注自己就無法培育自愛感。**今天一整天，請將心思放在自己的心情活動上。情感本身沒有善惡之分，所以不管感覺到什麼都沒關係。**當你開始注意到各種各樣的情感時，就將這些感情表現出來，以進一步刺激大腦。笑也好、哭也好，把自己留意到的事寫在記事本上也很推薦。

情緒系統訓練法

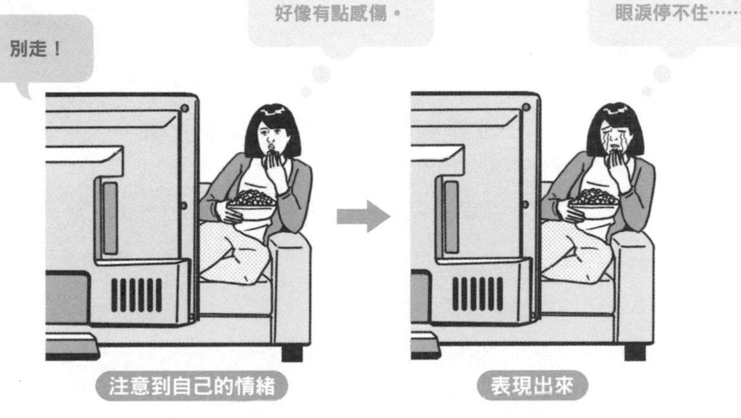

「因為感情冷卻而分手」不同於「被騙被拋棄」

明明一點頭緒也沒有，卻發現對方的感情好像突然冷卻下來的時候，說不定對方打從一開始就想要欺騙你。

看清這種差異非常重要，請試著訓練視覺系統腦區，提高「辨別」的能力吧！

解讀愛嫉妒且獨佔慾強的人的內心

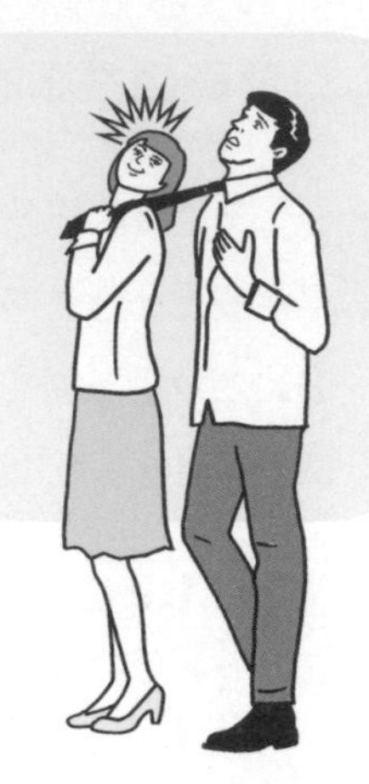

**雖然嫉妒和獨佔慾給人不好的印象，
不過若試著窺看大腦內部，
可能會意外發覺這是一種很厲害的能力。**

依據表達方式不同，可能好也可能壞的本能欲求

雖然大腦裡面沒有「嫉妒細胞」或「獨佔細胞」，**但每個人都具備嫉妒心和獨佔慾。**如果一個食物匱乏的人看到正在吃飯的人不覺得「羨慕」的話，就不會為了取得食物而展開行動，最後餓死街頭。假如母親對自己的孩子完全沒有獨佔慾，那麼拒絕育兒和拋棄嬰兒的行為就會猖獗盛行。**無論哪一項都是生存所必備的條件。**

嫉妒或慾望通常都隱藏在內心深處，一旦有什麼契機刺激到運動系統就會浮現出來，形成一種言行舉止。這時，會說什麼話、做什麼事因人而異。比如說，在嫉妒同時進入公司的競爭對手時，有的人會賭氣地說人壞話，認為「就只有那傢伙那麼狡猾，老是在向部門經理獻媚」，也有人思想積極且比較努力，心想「真不甘心！我該怎麼贏過那傢伙？」，這兩者帶給周遭人的印象全然不同。獨佔慾也一樣，有監禁情人那種犯罪級別的行徑，也有檢查伴侶手機這種只是「有點煩」的作為，表現方式五花八門。

嫉妒需要有可以成為比較對象的別人存在。如果沒有對手或觀眾等其

他人的存在，獨佔慾也就無法成立。兩者都是自己與他人的競爭，亦是想要戰勝他人的嘗試。

因此，**可以說嫉妒心或獨佔慾強的人在比較事物上能力很強，同時也是具有好勝心或上進心的人**。而且，為了在競爭中獲勝，**他們看清自己能做和不能做什麼的能力也很高**。譬如他們可能會去嫉妒一個買了30萬日圓包包的朋友，卻不會去跟用現金買下價值10億日圓的公寓的人競爭。

愛嫉妒的人，頭腦裡……

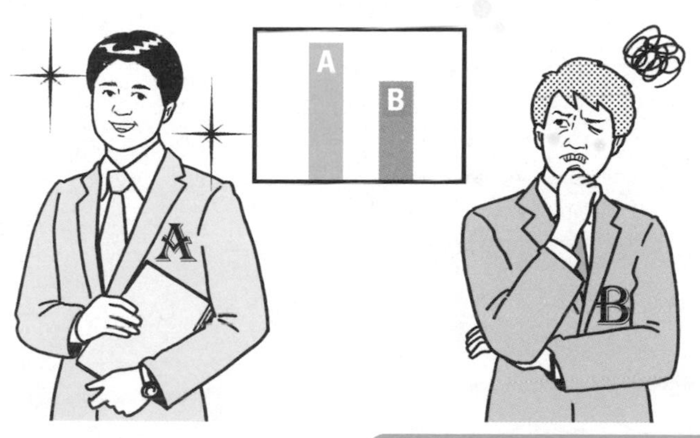

比較能力強，擁有好勝心和上進心

＼ 獨佔慾強的人是這樣子的…… ／

這種人在競爭力強的同時，也有無法區分現實與願望的一面。對於無意結婚的戀人，深信只有自己是特別的，並執著於此，結果被甩……這就是典型的獨佔慾所釀成的悲劇。

P118

自我肯定感高與低的人
有何不同？

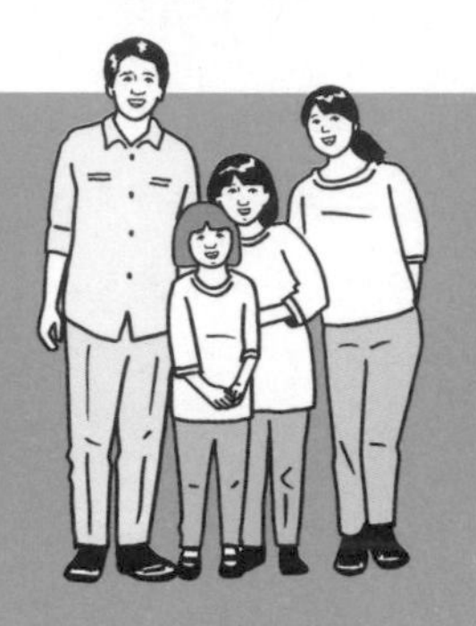

P122

抗壓能力強與弱的人
有何不同？

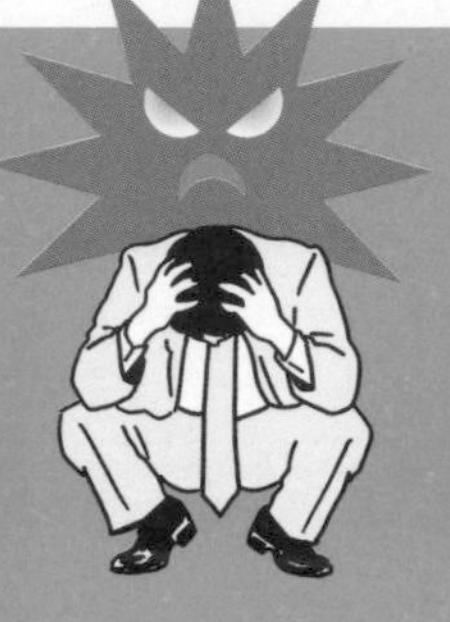

解開心靈之謎

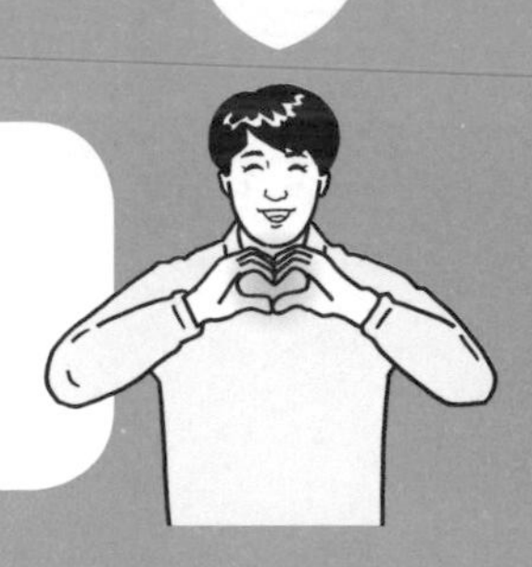

好惡是靠大腦判斷？
還是憑心而論？

P126

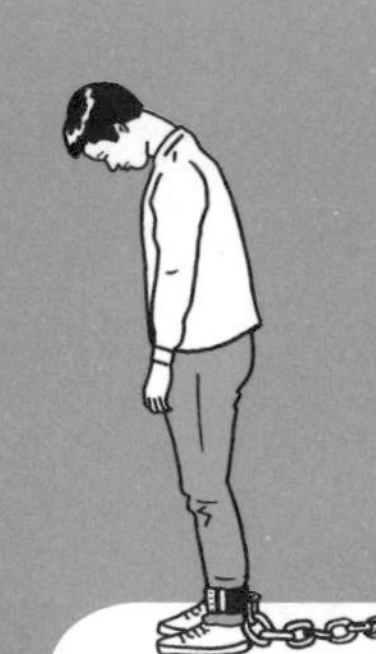

容易遺忘過去和永遠無法
忘懷的人有何不同？

P130

為什麼我們會不自覺地
拖延麻煩的事？

P132

這世上有著形形色色的人。有人抗壓性強，有人抗壓性弱；有人粗枝大葉，有人一絲不苟……。不要因為性格如此就放棄，應該了解大腦的機制並加以鍛鍊。另外，也會帶大家看看大腦與心靈在胸口鬱悶或感動時，究竟發生了什麼事。

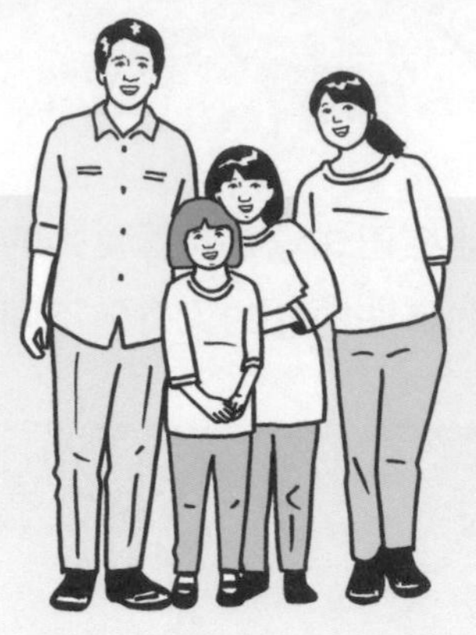

自我肯定感高與低的人有何不同？

日本年輕人的自我肯定感好像相當低（據內閣府調查）。話說，這種自我肯定感的差距，究竟是從何而來的呢？

被愛的經驗會提高自我肯定感

所謂自我肯定感，是指對自己的看法與考量等，對於自我價值的感受。自我肯定感若高，就會認可自己的原貌，相信自己的存在具有價值。

這種自我肯定感高的人，是「好的意義上的」我行我素。他們有清楚的自我價值觀，不會被他人的意見或評價所迷惑，即使遇到不順心的事，也能迅速恢復或轉換想法。從心理上來講，可以說他們「我是我，別人是別人」的心理界線十分明確。

從大腦的角度來看，由於左腦側的情緒系統腦區比較發達，所以他們在自我認知上也滿強的。他們不會壓抑自己的缺點或負面情感，對於「這就是我」的認知度很高，可以自己認定自身的存在價值，有一種「我做自己就好，以這樣的我活下去就好」的感覺。

一般而言，如果童年時在父母或身邊人的關愛下長大，自我肯定感就會比較高。這是因為這些經驗以記憶的形式儲存起來，大腦學到「自己的存在會給別人帶來好的影響」的關係。

另一方面，受到虐待或忽視（拒絕育兒），或是在控制狂、依賴性強的父母身邊成長的人，應該就很少有這樣的經歷。因此他們無法擁有「可以活出真正的自己」的自信，自我肯定感也偏低。

此外，由於這種人沒有體驗過帶有豐沛關愛的身體接觸，所以也培養不出皮膚感覺。**皮膚感覺對情緒系統腦區的發展影響很大。因此若皮膚感覺的能力比較弱的話，不僅很難了解自己的情感，也不會知道該如何愛人。**

被愛的經驗會提高自我肯定感

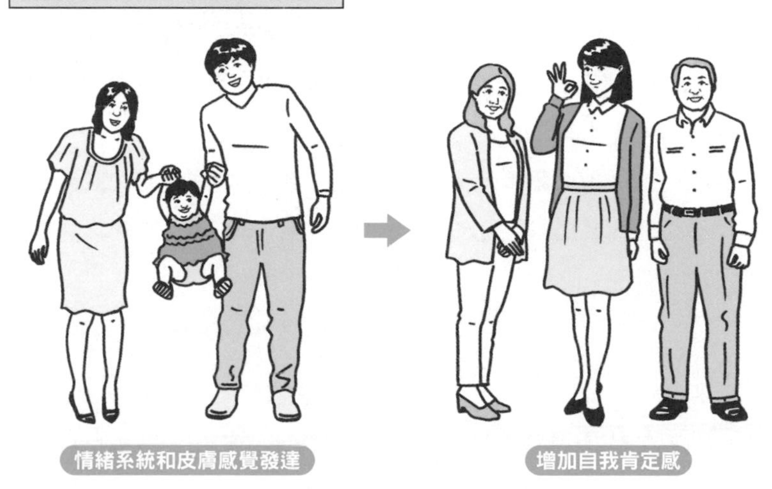

＼ 自我肯定感高的人是這樣子的…… ／

如果從小在父母和周遭人的關愛下長大，在對他人的意識增加的同時，也會注意到自己，思考「為什麼他們那麼重視我？」，透過這樣的反覆循環，愈來愈對自己的存在價值深信不疑。

自我肯定感低的人會立刻否定自己

如果對自己的情感反應遲鈍，就會以他人的情感為優先，於是無法對討厭的事情說不，也很難找到人生的快樂和喜悅。他們能感受到的只有生活的艱辛，並把自己與看起來幸福的人做比對來否定自己，想著想著就感到消沉，陷入負面循環之中。

自我肯定感高的人雖然也會心情低落，但他們不會認為「自己本身的存在就是問題」。可是自我肯定感低的人卻會覺得自己的一切都不好。

人會愈想愈感到鬱悶，是因為只把思維系統腦區與情緒系統腦區用於自我否定的緣故。而之所以無法停止負面思考，則是由於這種思維方式已然成為大腦的一種習慣。還有，大腦有個特質是很容易適應環境。如果置身於有很多消極人士的環境中，大腦也會隨之變得消極。

只要像這樣**了解大腦會適應環境的特點，調整腦區的平衡，就有可能提升自我肯定感**。最簡單的方法，就是利用大腦「模仿他人更輕鬆」的特性「從形式來著手」。

試著模仿自我肯定感高的人

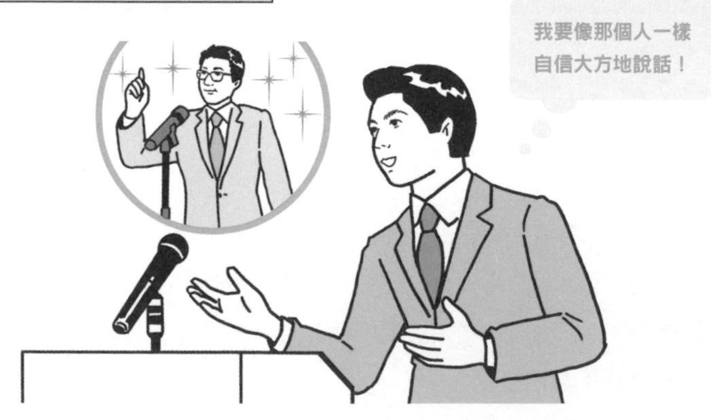

模仿自己覺得不錯的人，自然會增加自我肯定感

各位身邊有自我肯定感高的人嗎？不管是家人、朋友還是藝人都無所謂。請試著模仿那個人的姿勢、服裝或說話方式。**藉由表現出自信的模樣，來刺激那些自信滿滿的人所使用的腦區，讓心態變得更加積極，也就不會那麼在意細節了。**

撰寫「讚美日記」，提升自我存在價值

對於自我肯定感較低的人，我推薦以「讚美日記」作為鍛鍊大腦的手段。無論多小的事情都可以，只要每天讚美自己一次就好。習慣以後，再增加讚美的次數。大腦本來就有「被讚美就會成長」的性質，所以請一定要試試看！

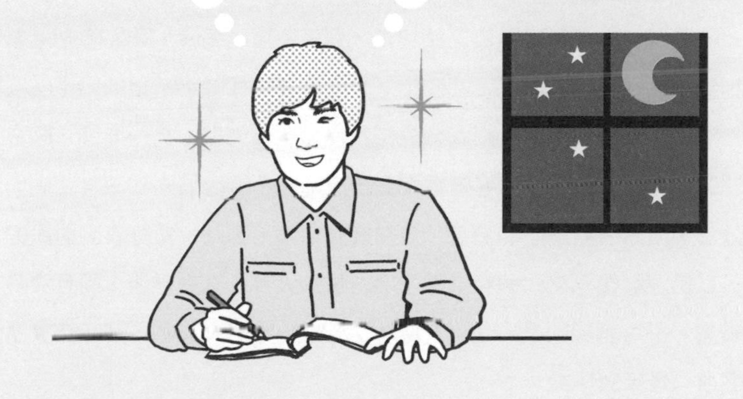

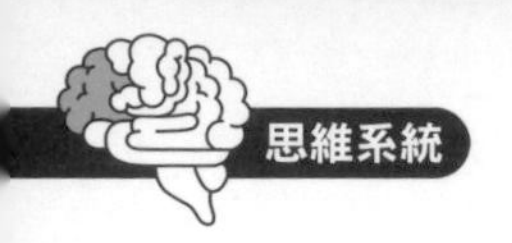

抗壓能力強與弱的人有何不同？

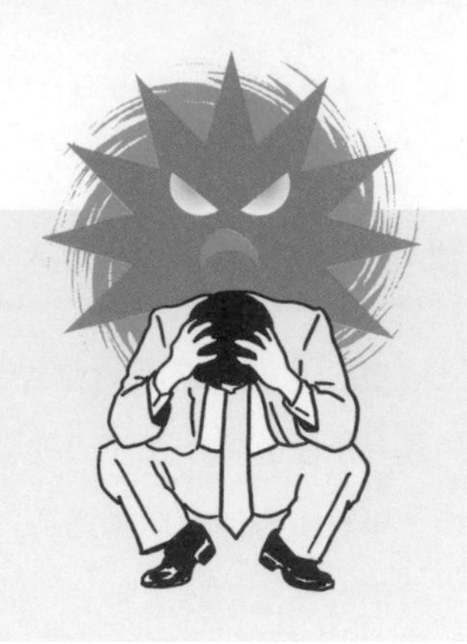

公開演講、職場異動、與家人或友人間的關係……
讓我們打造一個不會被每天蜂擁而至的壓力
打敗的大腦吧！

壓力激素的分泌量與思維系統腦區的發展程度

抗壓能力強的人是皮質醇數值低的人，抗壓能力弱的人是皮質醇數值高的人。皮質醇是腎上腺因應外界刺激所產生的壓力而分泌的荷爾蒙，別名又叫做「壓力激素（壓力荷爾蒙）」。

本來這是為了在壓力之下保護身體才分泌的荷爾蒙，但若分泌過剩就會讓免疫系統紊亂，出現心悸、呼吸急促、胃痛、煩躁、焦慮、憂慮等強烈的壓力反應。

皮質醇的分泌量從早晨開始增加，到傍晚達到高峰，睡覺時則通常會被抑制。也就是說，**長期維持夜貓子的生活習慣或睡眠不足的話，皮質醇的分泌週期就會被打亂，對壓力的抵抗能力也會減弱。**另一方面，**晚上睡得好的人，不僅能在夜間好好控制住皮質醇，還能增加生長激素或腦內啡的分泌，從而治癒身心的痛苦，修復細胞組織，**因此，就算遇到討厭的事也可以迅速恢復過來。擁有這種生活習慣的人身心都很健康，而且大多都很長壽。不可思議的是，活到100歲以上的長壽老人家們，其超額葉區都很發達，毫無例外。

超額葉區是佛像眉間白毫（長在額頭中央的白色卷毛）所在之處。這個部分在瑜伽上叫做「第六查克拉」，也有人稱之為「第三隻眼（Third Eye）」，正好位於思維系統腦區的正中間。此外，思維系統腦區的右側則與「幹勁」有關。

此處發達代表抗壓能力強、充滿幹勁、好奇心旺盛，而積極接收新資訊並展開行動的行為正是最好的證據。如果你想要針對自己抗壓能力弱的問題做點什麼的話，不妨以這些長壽老人的生活方式為榜樣。

睡眠充足，抗壓能力就會變強

調節皮質醇的分泌週期
生長激素和腦內啡增加

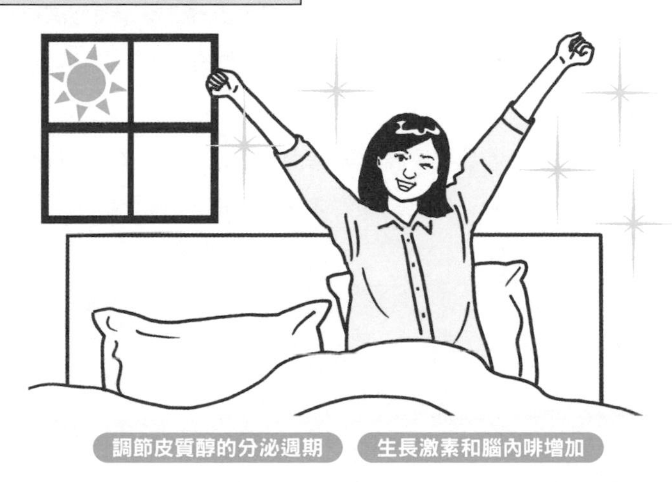

＼ 加藤醫師有話說 ／

特別是在當了醫師以後，我的抗壓能力變強了。是在埋首照顧患者的過程中逐漸增強的。在國外學會多次口頭發表的經驗也有很大的影響！

抗壓能力弱的人，人際關係不太好

抗壓能力弱的人，哪怕是一點小事都很容易受傷，所以他們會不自覺地躲避壓力以保護自己。「成年人家裡蹲」就是一個典型的例子。與其說他們是因為在公司遇到討厭的事而無法去上班，還不如說是因為「在公司這套系統中，時間持續被束縛、無法承受完成定額工作的壓力」所導致。

這種類型的人特別不擅長應付人際關係的壓力，所以他們更適合做自由業者、在家工作或遠程工作，而不是隸屬於一個群體。具體來說，比起銷售工作更擅長會計等文書工作，不然就是文案寫手、譯者等獨自寫作文章的工作，又或者在工廠裡默默組裝零件這種工匠型的工作也會跟他們很合拍。意思就是：抗壓能力弱有抗壓能力弱的工作方式。

說是這麼說，但要是一天24小時都我行我素地工作，大腦就會退化，而且對健康也不太好，因此還是要試著稍微給自己增加一點負荷看看。每週一次、每個月一次都好，要保留與人會面的時間。我最推薦的是當義工之類「為他人效勞的活動」。

欲強化對人際關係的抗壓力時

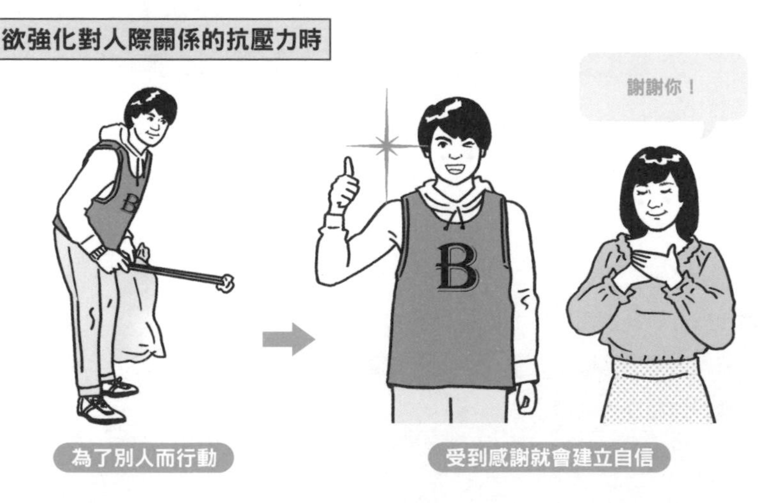

累積小小的成功體驗，對人際關係的抗壓力就會提升

只要為他人工作並受到感謝，這種經驗便會作為一次成功體驗被輸入大腦，建立在人際關係上的自信。大腦的鍛鍊與肌力訓練一樣，日積月累才能發揮作用。將門檻設得低一點，不要急於求成，一起打造一個抗壓力強的大腦，健康長壽地活下去吧！

壓力累積過多，就靠早睡早起來恢復吧！

睡眠是皮質醇正常分泌的首要關鍵。試著一天至少睡7小時，第二天早起沐浴陽光吧！如果可以的話，請到外面散個步。陽光和散步是促進血清素（一種能夠抗憂鬱、安眠，很重要的荷爾蒙）分泌最簡單的辦法。

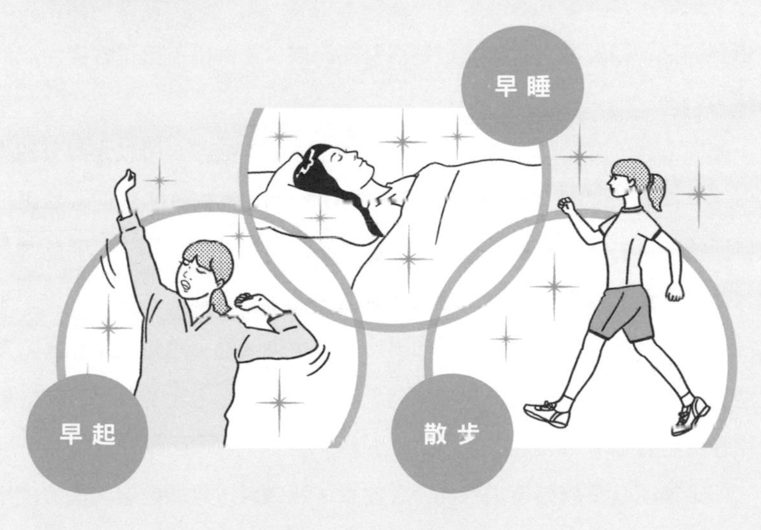

好惡是靠大腦判斷？還是憑心而論？

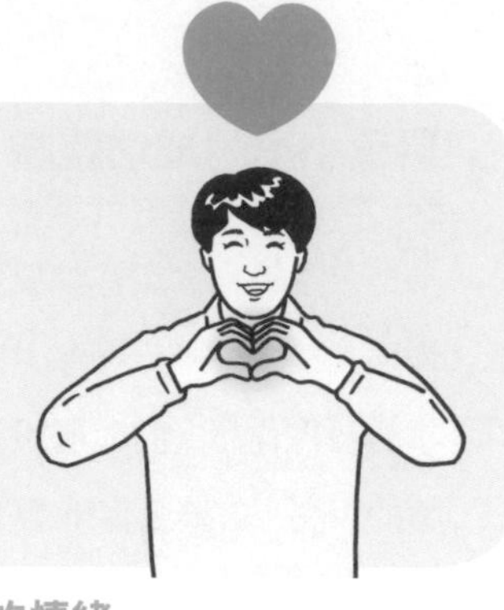

**有時我們會在無意間突然湧現出喜歡或討厭的情緒，
那麼迅速的判斷是從哪裡下達的呢？
仔細一想就覺得很不可思議呢！**

大腦杏仁核的運作是決定好惡的關鍵所在

處理好惡資訊的中樞是杏仁核。杏仁核是情緒系統腦區的核心區域，它與額葉的思維系統腦區連動，產生對事物的愉快和不快感。

杏仁核最重要的作用是保護身體免遭危險，所以**對外界給予的危險刺激非常敏感。尤其是對自己來說不愉快的情緒，感受會比愉快情緒來得更快也更強烈。相反地，在什麼事都沒有的時候，它就很不擅長察覺自己的情緒。**

如同上述，由於認識自我情緒的系統本身尚未成熟，所以大部分的人都無法了解自己的真心，除非他們非常深入地挖掘並徹底研究。如果只靠自己的力量去做這件事，將會給大腦帶來沉重的負擔。為了避開此種負擔，很多人會下意識地按照情緒系統腦區所產生的好惡、愉快及不愉快來選擇活下去的道路。換句話說，如果沒有意識到這點，思維系統腦區就無從做出判斷，以至於我們只會把情緒系統感覺到、創造出的感受直接武斷地認作自己的心情。

如果被情緒系統製造出來的好惡左右，我們真正想做的事情與實際行

動之間就會產生落差。

以具體的案例來說，「捨不得扔掉零碎的小東西」的行為就很常見。雖然內心真的認為「丟掉這些心情會很舒暢」，但習慣了這些零碎小東西存在的大腦卻做出「我喜歡這些東西」的判斷，結果導致當事人丟不掉這些東西。

同樣的事，其實在工作、戀愛和減重等各種領域中都經常發生。

好惡由情緒系統產生

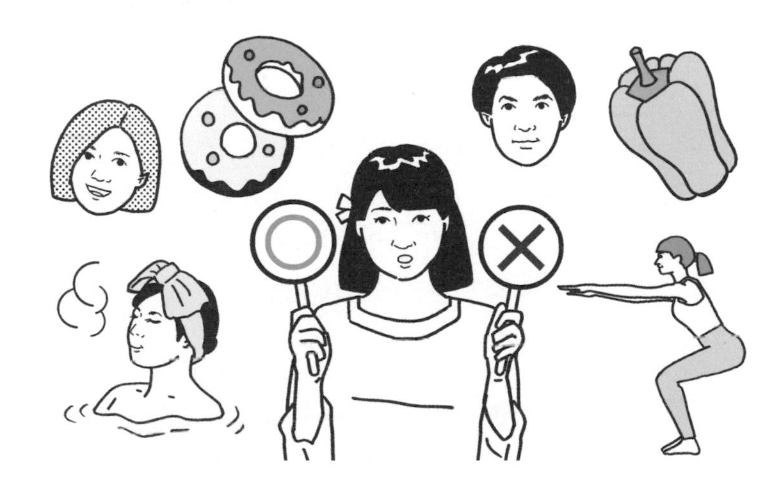

＼ 加藤醫師有話說 ／

我觀察過1萬多人的大腦，當中自我情緒成熟的，只有極少一部分超出常軌且「個性獨特」的人而已。了解自己比想像中要艱難許多。

不感情用事，具有明確的判斷標準

就結論而言，好惡都是由杏仁核自動識別的，無法有意識地控制（也不是說絕對不可能，但理應相當困難）。

而且由於杏仁核與旁邊的海馬迴有資訊上的往來，所以會將過去的記憶訊息當成判斷的材料。在開始進行一件事時，若將自己的好惡作為準則，就會因為不喜歡而不去做該做的事，或是反過來做了一些沒必要做的事。

因此，為了讓思維系統腦區有目的地介入其中，**需要有具體且明確的判斷標準，這樣就能避免依賴好惡這種曖昧模糊的標準而導致失敗。**

假如你正在徵婚，請在尋找伴侶前，先在紙上寫下自己想跟什麼樣的人共度婚姻生活。例如「比起外表好壞，更想找個性合得來的人」、「以家庭為第一優先的人」等等。將這些內容當成明確的標準，就能避免因感情用事而選擇只有臉長得帥的人，或是選了一個工作能力強卻不重視家庭的對象。

平時養成習慣多問問自己「我的真實感受是什麼？其實想做什麼？想要有什麼樣的改變？」吧！

抱持明確的判斷標準
放假的時候
都做些什麼呢？
比起「臉長得帥」，
更重要的是「個性」！
22
7

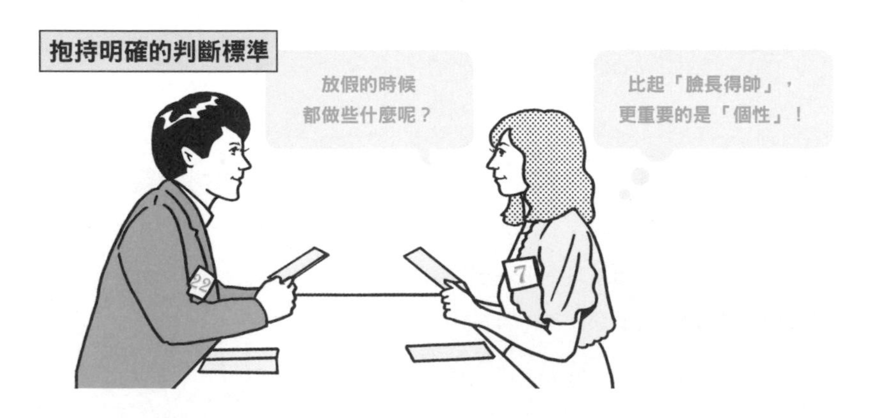

跨越曖昧的「好惡」，以「真心話」過活

要經常詢問自己的真實心聲，除了關注自己本身以外不做他想，這正是讓自我情緒茁壯發展必不可少的要素。好好看著自己，喜歡自己，又或是透過努力讓自己成為一個自己喜歡的模樣，藉此跨越那些不可靠的愉快和不快感，確立一套自己獨創的價值觀。

了解自己的真實想法

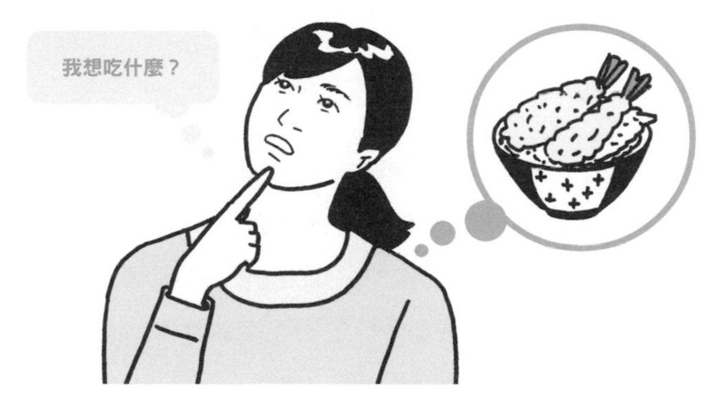

教育自己：放棄老舊做法也沒關係

包括杏仁核在內的大腦邊緣系統，是一塊與本能密切相關的原始大腦。基本上，這部分是為了延續生存的一套「防禦系統」，雖然在遠古狩獵採集社會很有用，但在現代社會中反而會成為一種阻礙。就像教育小孩子一樣，請溫柔有耐心地培育大腦。

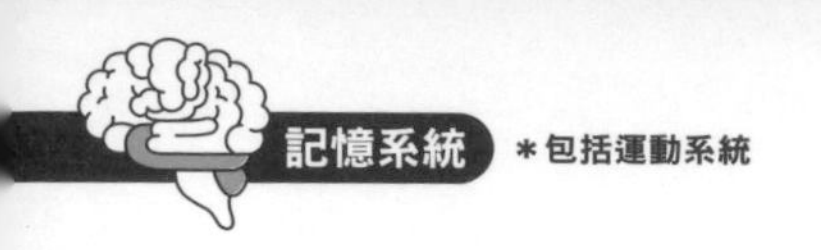

容易遺忘過去和永遠無法忘懷的人有何不同？

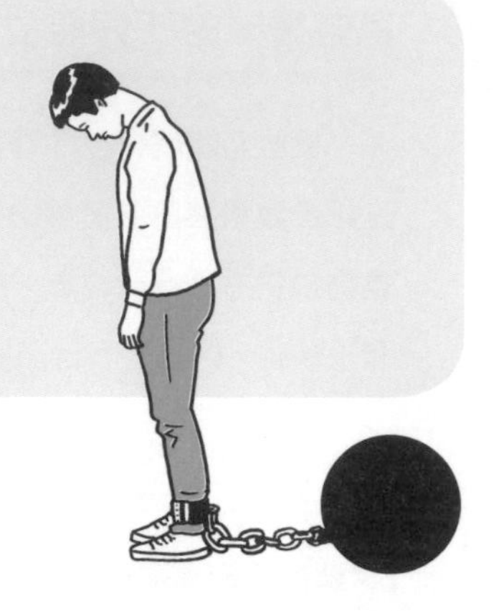

**雖然記憶機制相同，
但有的人健忘，有的人卻抱著過去不放。
為什麼會產生這樣的差異呢？**

反覆回憶的事會深深刻在大腦裡

關於過去經歷事件的記憶稱為「事件記憶」，這些記憶不只有誰做了什麼的資訊而已，還有何時何地這類時間與空間的情報，連同情緒一併記在當事者的腦中一隅。大多數的事件記憶會隨著時間的流逝而逐漸淡忘，但只要反覆回憶，記憶痕跡（再生記憶痕跡的神經細胞群）就會活躍起來，將其作為難忘的回憶保留下來。

換言之，**無法忘懷過去的人是花很多時間回顧過去的人**。因為不斷回想那些不愉快的事件記憶，所以大腦將其判斷成「重要事項」並重點強化它。畢竟該事件在腦海裡並未「完結」。以心理學術語來說，這叫做柴嘉尼效應（Zeigarnik Effect）。

相反地，**沒有時間回顧過去的人，事件記憶就不會扎根於腦內**。網站記者或雜誌編輯這種以分鐘為單位收到新工作的人，就是典型的例子，別說是10年前，就連昨天的事都不記得也是理所當然的。這種人的大腦雖然有忘記約會而遲到之類不方便的一面，但可以很快忘記不愉快的事也是其優點。

有一種方法可以強化長期記憶，還可以減少想起討厭記憶的時間，那就是**撰寫「回憶日記」。日記裡只記錄開心、愉快的事。**睡前寫下當天的事情是最基本的做法，不過如果覺得困難的話，隔天早上再回想並寫出前一天的事也可以。我也推薦一天至少誇獎自己一次的「讚美日記」。持續堅持做下去的話，也能刺激到與記憶系統腦區密切聯動的情緒系統腦區，是一種絕佳的訓練法。

發現自己想起不愉快的事情時……

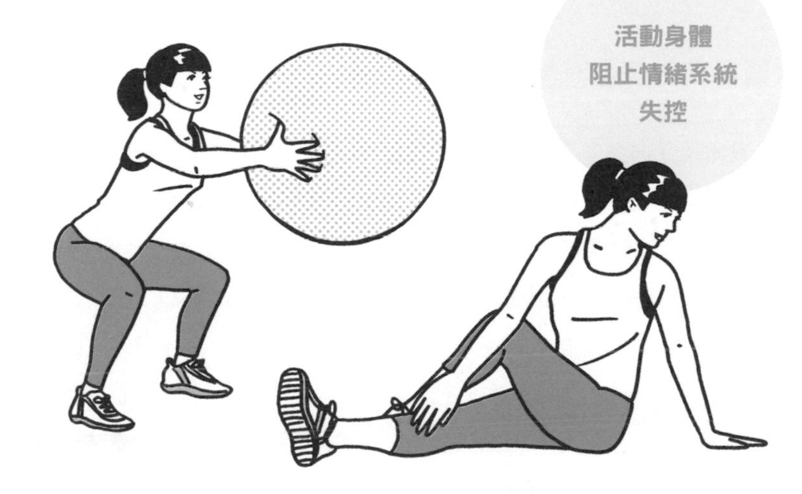

＼ 加藤醫師有話說 ／

在反覆想起討厭的事而感到沮喪時，可以動一動身體，運用像運動系統這些其他的腦區看看。把注意力轉移到身體上，藉此阻止情緒系統的失控。

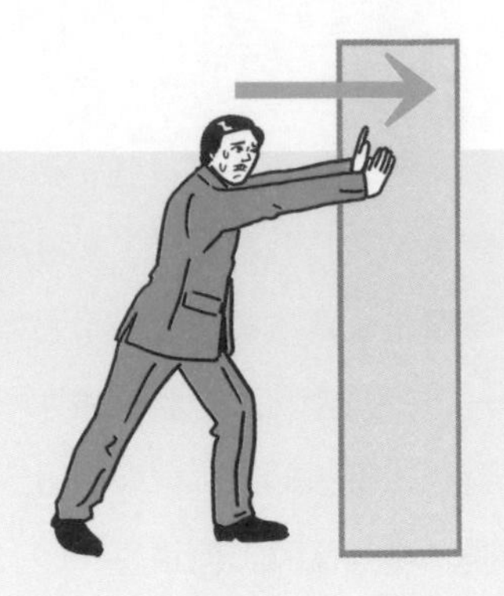

為什麼我們會不自覺地拖延麻煩的事？

既然總有一天得做，
為什麼不能或不願意「現在」做呢？
這不是因為心理脆弱，而是大腦嫌麻煩？

大腦會自己按照時機判斷麻煩與否

假如現在你面前有一個低矮的跳箱，就算不曾實際跳跳看，應該也會覺得「這個能跳」吧？要是面前是一個比自己身高高出許多的跳箱，就會立即明白「這個我不可能跳得過」。

人類的大腦能夠在瞬間判斷自己可以或不能簡單處理的事情。這個標準就是目前大腦所擁有的容受力。頭腦會將眼前的事物與自己現在的能力相比較，預估自身負荷，並在剎那間決定自己做不做得到。

此時掌握關鍵的是「當前的腦力」。大腦在狀態良好、完備時，跟疲勞、意識朦朧時，發揮出來的腦力是有差別的，所以即使是同樣的任務，依時機的不同也會有做得到或做不到的時候。**大腦判斷「做不到」時會產生「好麻煩」的感受，這是第一種狀況。**

第二種狀況是在做平常不習慣做的事情時。在這種情況下，大腦會承受很大的負擔，所以做出「不可能！好麻煩！」的判斷，因而畏縮不前。

遇到麻煩的事情時，可以先決定「等大腦狀態好的時段再著手」，然後暫時擱置一旁。**大腦清醒程度高的時段因人而異，不過一般都是在上午**

的時候比較清醒，午餐後清醒度會緩緩降低。因此，麻煩事不要晚上做，改到第二天再做比較好。從中午到傍晚這段清醒度較低的時間，可以透過咖啡因、午睡或輕度運動等方式來提神醒腦，之後再開始動工。

除了這些速效型的應對辦法之外，如果平時就先給大腦增加負荷的話，對麻煩事務的耐性也會上升。就像舉慣了10公斤的啞鈴以後，就會覺得5公斤很輕是一樣的道理。

使大腦重新振作的辦法

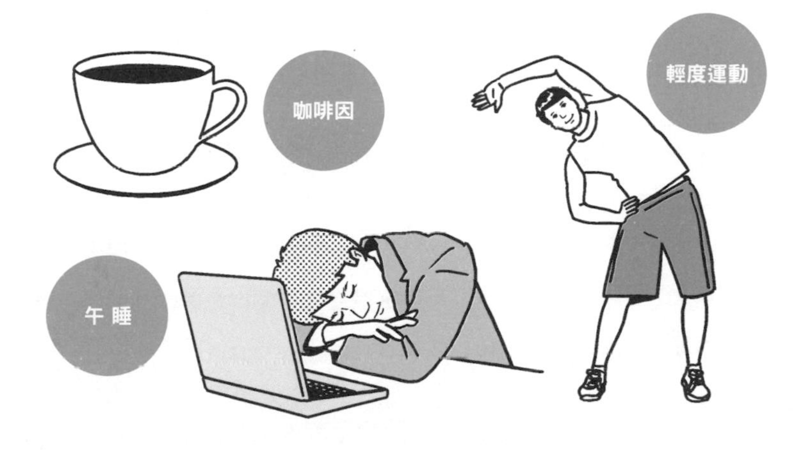

＼ 加藤醫師有話說 ／

我自己就把原本在晚上做的郵件檢查作業改到早上9點前做，於是先前半夜要做2、3個小時的工作，早上用30分鐘就完成了。多餘的時間就拿來睡覺，增強大腦的整體活力。

能在正式場合發揮實力的人和無法如此的人有何不同？

有不做任何準備卻能在正式場合成功的人，
也有準備萬全卻不幸失敗的人，
接下來會透過腦科學來解釋這種令人無法接受的現實。

差別在於是否能用眼睛和耳朵立刻做出反應

讓我們以公開演講為例，比較一下擅長面對正式場合的A和不擅長面對正式場合的B的大腦看看。

站在講台上的A，大腦會接收觀眾席上觀眾的人數、年齡層、男女比例、臉部表情等眾多視覺資訊，再決定最適合這個場合的說話順序、聲調和用語等等。在演講的過程中，他也會持續運用視覺，同時還用耳朵接受笑聲、喧嘩聲、沉默這些聽覺資訊，隨時分析和解釋觀眾的反應。然後他會順應情況變化想出適當的應對方案，像是「大家好像都很緊張，這邊就加個笑話來緩和他們的心情好了」、「喔！說到這部分就會有人探出身體來聽呢！那我就試著再多講講這個話題吧！」，最後透過張嘴談話或利用手腳加入動作、手勢，也就是所謂的「即興發揮」來應對。換言之，**他的視覺、運動和理解系統腦區都很發達。**

與之相對，B因為知道自己不擅長正式場合，所以精心準備了一份演講稿，反覆閱讀、練習了好幾遍以後才上台。

然而，如果發生聽眾不如預期地感興趣、演講時間突然更改等突發事件的話，B就會當場愣在那裡不動。原因在於，他並未根據現場的狀況做判斷，而是搜尋腦中的記憶（即「過去的經驗」）來處理。就跟考試時出現和學過的內容不同的題目，就會感到慌張一樣。

像這樣**無法即興發揮的人，若要變得擅長面對正式場合的話，就必須養成預測、模擬「最壞結果」的習慣**。請充分使用思維和理解系統，考量一切危機狀況，並想出一大堆的對策。然後事先鍛鍊運動系統腦區，好讓這些準備能夠實際付諸執行。

擅長演講的人是反應快速的人

演說時間比預計的少……
好，把那一段改短一點吧！

怎麼辦……

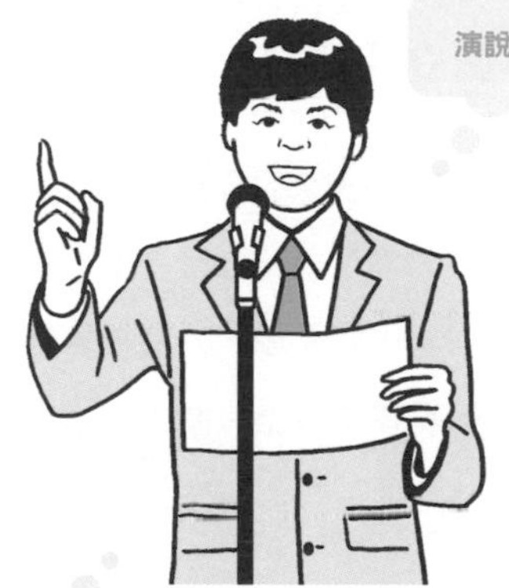

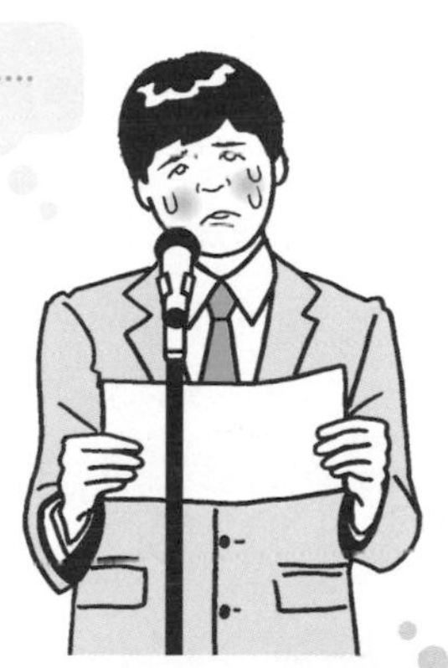

＼ 加藤醫師有話說 ／

設想最壞的情況倒推出對策，這種思考方式是醫師和護理師常用的思維方法。除此之外，它也是災害、恐怖攻擊、企業經營等各種危機管理的基礎。

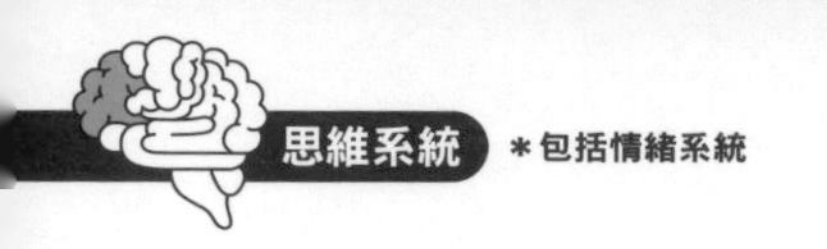

正義感強的人是怎樣的人？

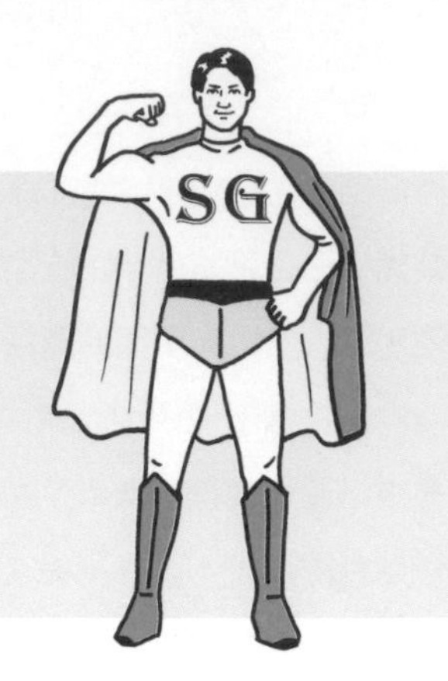

不容許不正當行為是很了不起的，但也有一些人對規則錙銖必較、目中無人。正義感強的人，其大腦有什麼特徵呢？

一把雙刃劍：既是和平的基礎，也是對立的根源

「正義」到底是什麼？根據古希臘哲學家亞里斯多德的定義，正義是指「依照那個人的價值給予相應的配額（名譽或財產）」，以及「使一個人因其行為而獲取應得的回報（獎勵或制裁）」。也就是說，「公平等同於正義」。這種觀念一直延續到現代社會，並體現在法律上。此外，道德倫理的正確性也被稱作「正義」，是以良心作為判斷某個行為是善是惡的基準，而非法律。

正義是人類為了安全且健全地活下去，而建立的社會規範。**共享相同的正義可以增強夥伴意識，促進催產素這種荷爾蒙的分泌，以提升親和力。**幸虧有正義的存在，我們才能抑制傷害他人等偏離「人道」的行為，得以和平地過日子。

但是，夥伴意識也同時會產生排他性。**倘若忽略「對自己而言的正義，未必也是他人的正義」這項事實，認為「跟自己不一樣的，就不能容許」，那麼將會成為衝突的根源。**

「因為跟我不同，所以不能原諒」這句話乍看像是思維系統腦區所做

出的判斷，但事實上卻是一種主觀的情緒，也是欠缺公平的「只屬於自己的正義」。社群網站上蜂擁而至的負面評價、自吹自擂把人比下去的做法和仇恨言論，都是這種揮舞著個人式正義大旗的制裁行動，就如同怪獸們的大腦一樣（➡P.66）。因為相信自己是對的，所以沒有罪惡感，反倒還認為自己是「一片好心」，對對方做的事情說三道四，提供對方不需要的多餘照顧，讓人覺得不想靠近。**這是一種只有感受超前（情緒系統腦區），判斷力卻停滯不前（思維系統腦區）的狀態。**

自己的正義不等於別人的正義

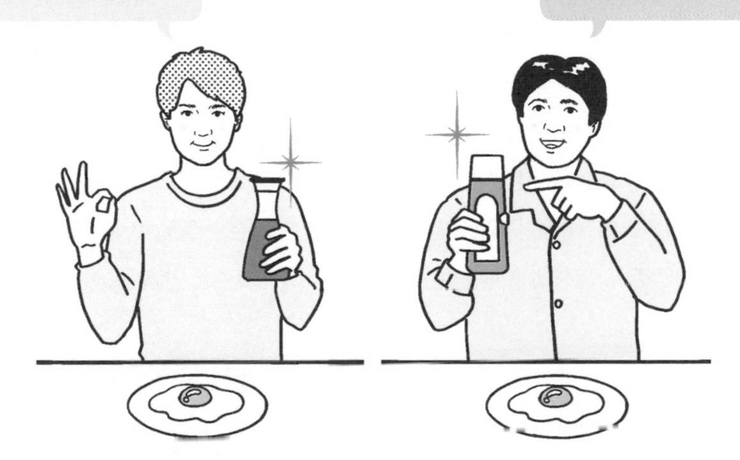

\ 正義感強的人是這樣子的…… /

在真正意義上「正義感強」的人，是思維系統腦區發展協調的人。除了具備判斷力之外，也是一個會思考「我能做什麼？」，並對此給出明確答案的人。

經驗愈豐富，就愈能掌握客觀視角

當然，擁有自己的信念很重要。但如果僅僅滿足於此，就不能說有在充分活用大腦。若能夠將客觀的觀點帶入其中，大腦就會因此成長。「我永遠不會原諒這個人的所作所為！」可不能像這樣，任憑杏仁核所製造的自我情緒左右自己，而停止思考（➡P.126）。**要用思維系統腦區想一想「是不是還有其他的觀點？」，分析完再得出最終的結論。**

就像俗話說的「殺一個人是殺人犯，殺一百人是英雄」，「正義」具有隨狀況變化的性質。但是，在尚未遭遇各式各樣的場面、累積人生經驗以前，我們很難注意到這一點。

青春期時，感覺父母、學校和政治等世界上的任何事都是不公平的，並為此暴跳如雷，我想這樣的經驗應該每個人都有過。成年後仍然這麼做的人，是人生經驗不夠多的人。他們把自己的規則套用在各種事物上，心想「那也不能原諒、這也不能原諒」而焦躁不安……本人應該也相當痛苦吧。原因在於，若是一直否定別人，隨後也會開始否定自己，覺得「不能原諒連這種事都不能原諒的我自己」。無論在政治上還是經濟活動上，大人的世界都是一個毫無道理的世界，所以我們要學會掌握客觀的觀點。

藉由累積經驗拓寬視野

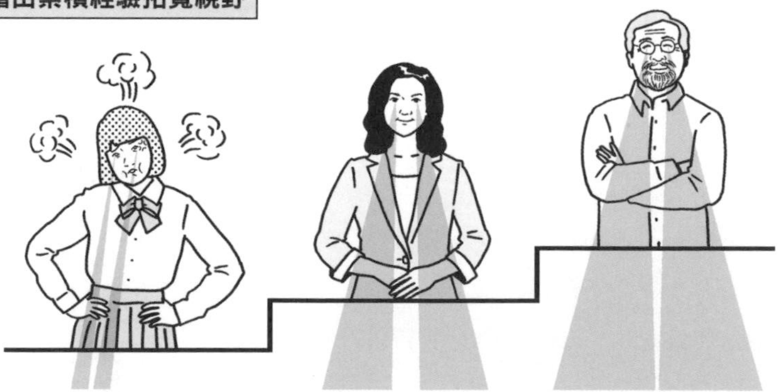

感謝之中沒有任何否定因素存在

對人、對物、對自然，以及對自己能夠活到現在的這個事實懷抱感恩之心吧！**感謝不僅能刺激情緒系統和思維系統，還能給予理解和記憶系統刺激，調整大腦的整體平衡**。這麼一來，內心就能產生餘裕，能夠輕鬆原諒自己和別人。

ADVICE

自己反駁自己 就能軟化僵硬的頭腦

如果只有整個左腦的腦區過度運轉，就會把事物硬套入既有的框架上，變成一個不知變通的人。為了學會靈活思考，請嘗試對自己的意見提出反駁看看（思考實驗）。讓眾多意見在腦海裡對戰交鋒，藉此掌握各種面向的觀點和廣闊的視野。

絕對是
那傢伙的錯！
真的是
這樣嗎？
試著自己反駁
自己看看吧！

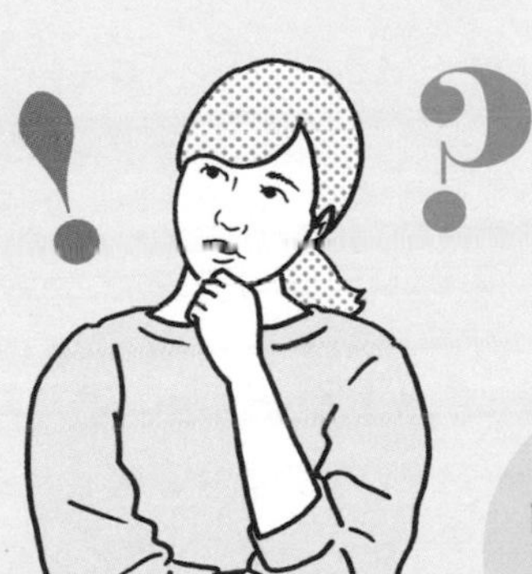

最近總是無法感覺到幸福……

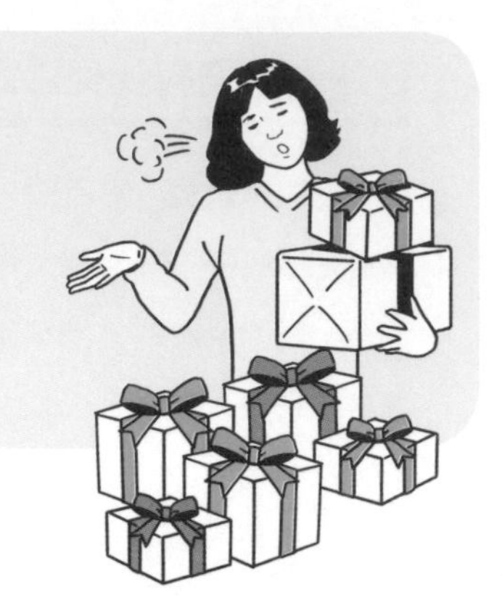

感受幸福的不是內心，而是大腦!?
在近年的研究上，
幸福感與大腦的關係正逐漸明朗。

出於某種原因，大腦的「幸福敏銳度」正在下降

我們幾乎不曉得腦中怎麼產生幸福感，又是如何處理的。但是很明顯的，幸福感與大腦的多項運作有關。其中，一種被稱為犒賞系統的神經迴路，它的運轉就跟幸福感息息相關。從位於腦幹最上面的、中腦的腹側被蓋區，到大腦基底核的依核，犒賞系統是連接這兩者的神經迴路，也是腹側被蓋區釋放多巴胺的途徑。

多巴胺和血清素並稱「幸福荷爾蒙」，兩者都是以蛋白質為原料，製造時必須要有鐵質才行。因此，**在並未發生過什麼不幸的事，卻也感覺不到幸福時，原因有可能就是缺鐵（貧血）**。經期或孕期的女性請特別注意這一點。

另一個可能的原因是運動不足。**由於血清素會透過陽光和反覆運動增加，所以只是到外面走一走，也能提高幸福感**。微笑（揚起嘴角）也會釋放血清素。就算沒有理由也要露出笑容，僅僅如此就能讓大腦感到幸福。

此外，位於頂葉的楔前葉屬於視覺系統腦區，它不只與空間認知有關，也會關係到人的自我意識，這一項見解從很久以前就有人提出了。

再加上，有時也會因為聽覺系統和表達系統的腦區較弱，語言能力差導致無法順暢溝通，最後壓力過大而缺乏幸福感。這時**請透過跟合得來的朋友講電話，或是與咖啡廳的店員攀談等方式，利用對話來轉換心情。**

感受幸福的訓練法

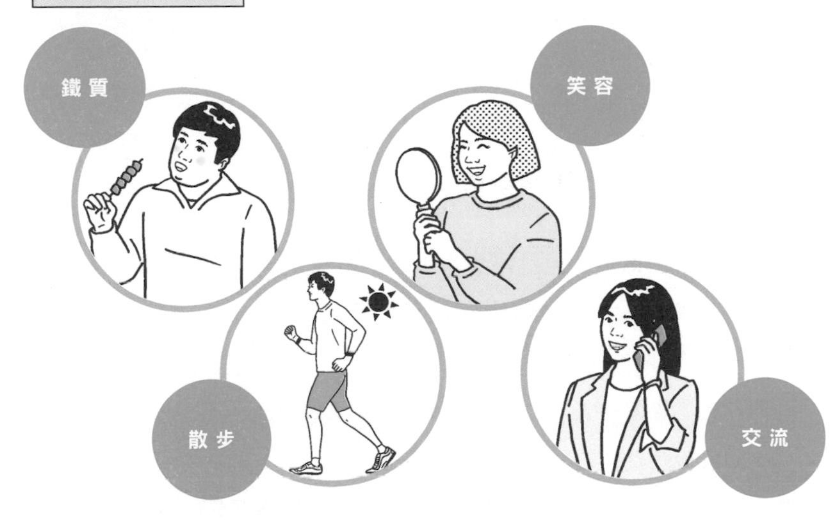

＼ 加藤醫師有話說 ／

據世界衛生組織（WHO）統計，全世界人口大約有25%患有貧血，其中一半是缺鐵性貧血。缺鐵也是恐慌症和一睡下腳就會癢的不寧腿症候群的原因。建議用食物或營養食品來補充。

情緒激動時
會流眼淚的原因

感動的眼淚跟悔恨的眼淚差在哪？
聽說上了年紀會變成愛哭鬼是真的嗎？
接下來要探索眼淚的種類與系統。

同理心與壓力是「淚腺崩潰」的兩大要因

隨著哭泣、歡笑、顫抖等身體表現，出現暫時且激烈的情感波動，這在腦科學術語上名為「情動」。一般則是以「情緒」、「感受性」來稱呼。

所謂的**「愛哭鬼」，是一種可以快速理解情況，而且具有高度同理心的人**。即使他們看到的是電影或連續劇等虛構作品，也會將情感投射到角色身上而淚流滿面。老年人之中有不少人如此，不過那是因為他們的人生經驗比較豐富，能產生共鳴的場面很多的關係。這並不代表年紀大了就容易掉眼淚。

悔恨的眼淚和喜悅的淚水是壓力反應的一種。強烈的情感促使交感神經緊張起來，當副交感神經成為主導而釋放這些負荷時，眼淚就會流出來。就算是平常不太會哭的人，在因疲勞等原因而使抗壓能力降低時，也會因為一點小事就落淚。

像以前在道歉記者會上崩潰大哭而引發爭議的日本前民意代表般，那種超出常理的號泣方式名叫「情緒失禁」，是一種情動障礙。

抵達哭泣所經歷的流程，依次是體驗、情緒和流淚。因此，**在想忍住眼淚的時候，可以在腦中回憶並想像一個完全不同的體驗，改變自己的情緒。**

平常一直在進行這套動作的，是演員。影像作品與舞台劇不同，不一定會按照順序來拍攝角色的情緒變化。在突然被要求「現在請哭出來」、「現在要笑」的時候，必須瞬間做出相應的情感表現才行。所以演員會在腦中想像一個情境，來引出自己想表現的情緒，然後再流下淚水或是展開笑靨。

流淚的過程

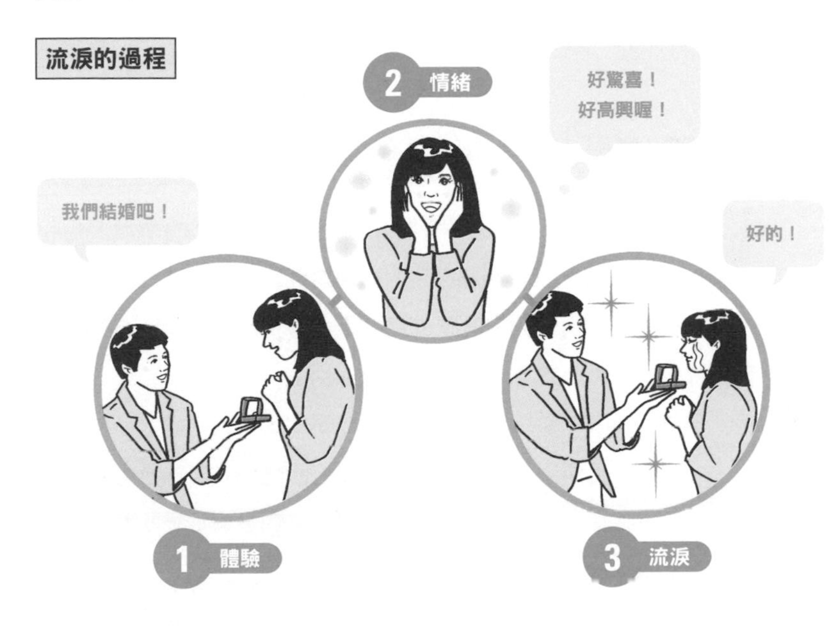

＼ 加藤醫師有話說 ／

如果老是壓抑自己的情感表達，情緒系統腦區的作用就會減弱。哭的時候就好好哭，笑的時候就盡情笑，切忌過度忍耐。

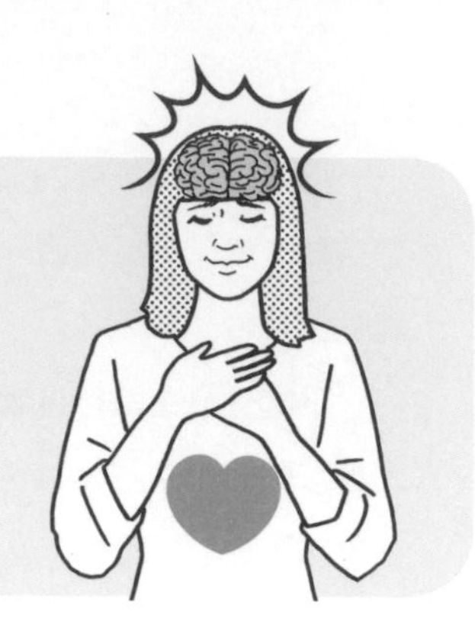

有一種透不過氣的感覺。大腦發生了什麼事呢？

難過、痛苦、悲傷……
各種各樣的情緒都會引發呼吸困難。
這時大腦呈現什麼樣的狀態呢？

就像字面上的意思，呼吸變得困難大腦也就無法呼吸

呼吸分成隨意呼吸和自主呼吸兩種。我們平時**睡覺時的呼吸是自主呼吸，此時呼吸由腦幹的延腦和橋腦控制**。另一方面，當我們運動過度而喘不過氣時，會做大口吸氣、大口吐氣的深呼吸。這種呼吸就是所謂的**隨意呼吸，即由大腦的運動系統下達指示來活動呼吸肌**。

不過，若加上不安、緊張、恐怖、疲勞或興奮等刺激，就會產生「透不過氣」、「胸悶」這類因為肺部周圍受到壓迫而無法呼吸的感覺。有趣的是，這種時候的呼吸方式會實際出現變化，不管是吸氣還是吐氣的節奏都變得更快。

為什麼會發生這樣的事呢？這是由於腦幹因焦慮或緊張之類的刺激而反應過度，導致過度呼吸，結果肺部的二氧化碳減少的緣故。一旦肺部的二氧化碳過度減少，腦血管就會自動收縮，使大腦裡頭沒有足夠的氧氣通過，變得恍恍惚惚的。這種大腦無法呼吸的狀態，就是「透不過氣」的真面目。

像這樣，呼吸會受到自律神經的影響，並隨著情緒的變化而改變。**感**

到快窒息時，請有意識地慢慢呼吸看看。只要將呼吸切換成隨意呼吸，大腦的供氧量就會恢復正常，緩解痛苦。請意識到這件事：慢慢吸氣，再緩慢而悠長地吐氣。

目前知道的是，藉由有意識地控制呼吸，不只可以改變「血壓和心率」，海馬迴的運作、身體的代謝、血糖與免疫系統等部分也會出現變化。

感覺快窒息時的處理方法

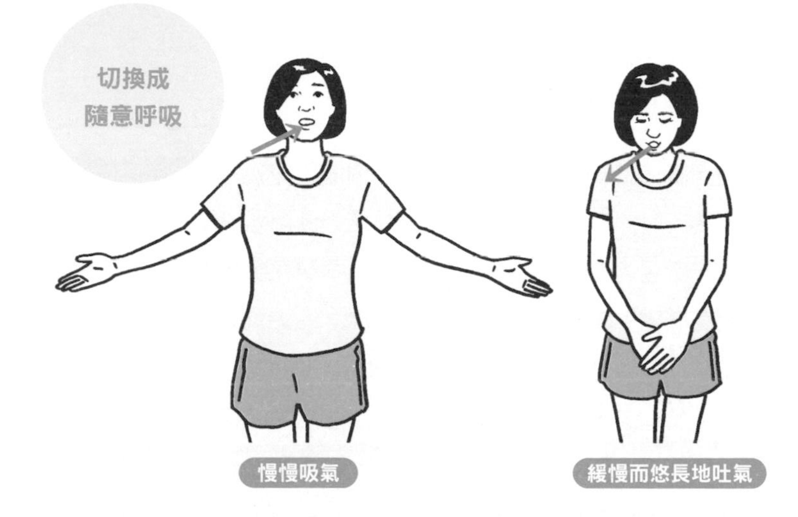

\ 加藤醫師有話說 /

採用腹式呼吸法時，身體會從交感神經主導改為副交感神經佔優勢，使身心進入放鬆模式。請試著把意識集中在呼吸上，什麼都不要想。在煩躁不安時或就寢前，也很建議做腹式呼吸。

為什麼就算未曾實際體驗，情緒依然會受到影響？

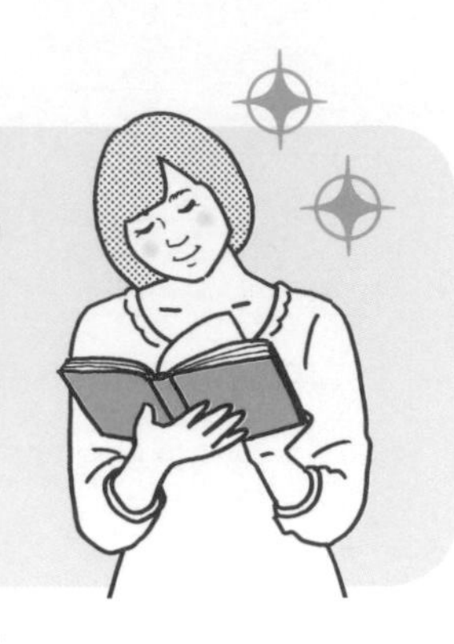

因為別人的經驗談而興奮，因為讀小說而哭泣，
在暢想未來的時候偷笑。
現實和想像之間的界線是否正在消失？

右腦會對想像的畫面照單全收

對於大腦來說，現實跟想像有什麼不同呢？1990年代，明尼蘇達大學磁振研究中心的一個小組，包括我在內，我們透過磁振造影將用來想像的大腦腦區可視化。現實中發生的事情，其視覺資訊會透過視網膜，經由外側膝狀體傳遞到枕葉，之後送往頂葉或顳葉。**在想像實驗中，為了在大腦裡重現現實中發生的事件，大腦會比實際看到畫面時更廣範地活躍起來，運動系統、記憶系統及視覺系統等都會有所動作。換言之，想像比現實更容易活化大腦。**因此，想像力豐富的人會很難區分現實和想像的差異。

在現實中，我們雙眼所見之物或雙耳所聽的聲音都會直接傳達到大腦裡，產生一種無法用言語表達的「感動」。不過想像力發達的大腦，甚至可以被未曾實際體驗過的事情感動。

這種「即使是現實中不存在的事物，也能被深深感動」的大腦原理，有時只要走錯一步，就會跟洗腦或感化聯繫在一起。

另外，人腦會先發育右腦，再隨著文字體驗的增加而左腦化。左腦擅長輸出，會將右腦產生的感動轉換成言語，再表達出來。於是「感動」就變成了「感想」。

有個方法可以利用感動來鍛鍊多個腦區。比如說聽了音樂而感動的話，聽覺及情緒系統腦區就能產生連結。這時不要只是聽而已，建議試著隨音樂唱跳起來，在前兩個腦區間加上運動系統腦區，建立新的腦區連線。

大腦是由不同的腦區合作運轉的，所以如果把平時使用的腦區跟其他腦區連接起來，大腦就會受到廣泛的刺激而成長茁壯。

使用多個腦區，鍛鍊大腦

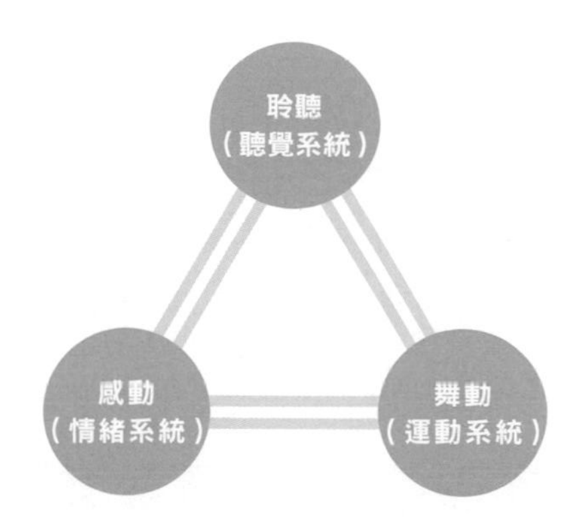

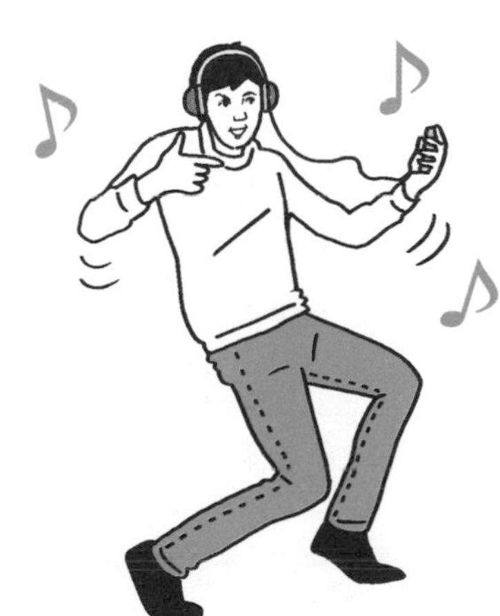

＼ 加藤醫師有話說 ／

求知慾旺盛，並且只使用記憶和思維系統的人，其「已知的事物」會增加，變得難以被新的知識所觸動。硬要說的話，這種傾向常常可在高學歷的人身上看到。

人為什麼會犯罪？

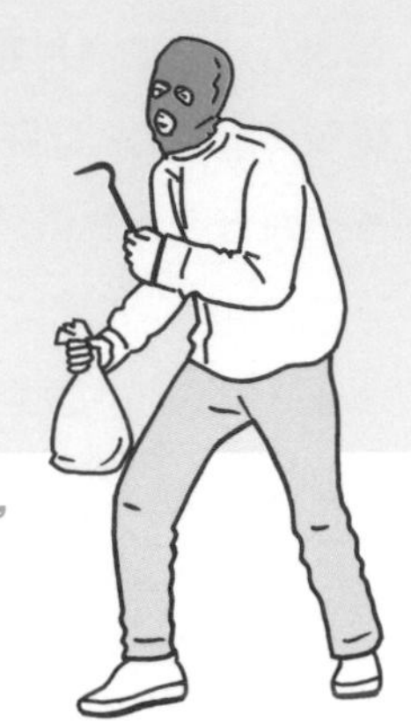

連日報導虐待、肇事逃逸等卑劣的犯罪新聞，
實在令人很不舒服。
到底那些犯人為什麼要這麼做呢？

控制人做好事跟壞事的額葉

犯罪和大腦的關聯一躍成為人們關注的焦點，其契機在於1966年美國德州大學高塔槍擊案。當時犯人查爾斯．惠特曼（Charles Joseph Whiteman）造成超過40人死傷後被警察射殺身亡，在對其進行屍檢時，發現額葉中有一個腫瘤。有人認為，因為他原本是個學業優秀、溫文儒雅且性格開朗的好青年，所以會不會是腫瘤誘發了他的暴力衝動。

是遵守法律？還是違反法律？還有，如果想出了一套犯罪計畫，是實際執行？還是打消主意？**這種「比較」和「克制」的表現，據說主要是由額葉的運作來產生作用的**。除了像上述案例的腫瘤壓迫或外傷所造成的缺損外，**在睡眠不足等大腦疲勞時，額葉的運作也會變得比較遲緩，難以做出合理的判斷或克制衝動**。刑法上所講的「心神耗弱」，也包括長期持續的慢性大腦疲勞狀態。綜合上述，當人的額葉功能下降時，就很容易走上犯罪一途。

舉例來說，假設現在需要100萬日圓，正常情況下，**人會將自己想做的事情對照法律以後，再選擇合法的那一項**，像是「如果我盜用公司的公款就會被逮捕。可是向親戚低頭借錢就不是犯罪」。**然而，當額葉的功能嚴重降低時，就無法做到這個動作。**等到犯了罪被捕以後，才說「當時我沒想到這是壞事」、「除了那樣做，我別無選擇」的人，他們身上所運作的就是這套模式。

在竊盜犯之中，也有一些人是因為大腦萎縮而患有偷竊癖。在這種狀況下，他們心神耗弱的一面多半沒有被察覺出來。

額葉運作若變得遲鈍，就無法做出合理判斷

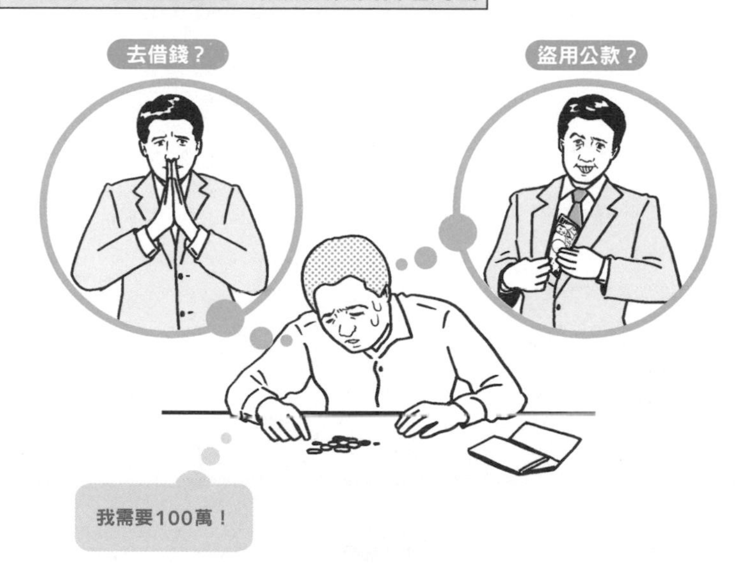

\ 加藤醫師有話說 /

人生常是一連串的比較和選擇。比較能力和挑選的眼力在商場、家庭、自我投資和健康等所有領域的成功上，都是不可或缺的。讓我們累積經驗，持續磨練這兩項能力吧！

強烈的情緒壓力會導致衝動的犯罪行為

在殺人或傷害這類暴力犯罪裡頭，憤怒似乎經常會成為導火線。憤怒這種激烈的情緒會對身心造成巨大的壓力，於是衍伸出「想要從壓力中解放出來」的目的。人一旦有了目的意識，大腦中的犒賞系統就會變得活躍，並分泌出多巴胺，讓人幹勁提升。這本身並不是一件壞事，問題出在做法上。正如「會對所有人發火的人」（➡P.68）的章節中所提到的，**情緒系統腦區過熱，會影響思維系統腦區，使人容易在衝動之下做出犯罪行為**。可以說，平常就累積不少憤怒和怨恨的人，比起並非如此的人，或許成為犯罪者的可能性更高也說不定。

為了不讓情緒系統腦區爆炸，比較有效的做法是給予其他腦區更大的負擔、轉移注意力的「腦區變換法」。要是感覺生氣煩躁的話，總之先什麼都不要想，試著活動一下手腳吧！

在生氣的時候

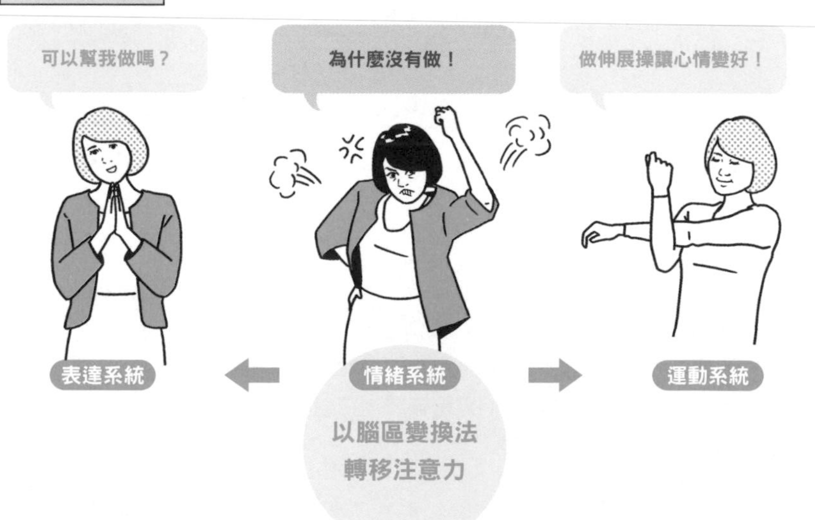

弄清自己本來的目的，選擇犯罪以外的方法

雖然有計劃的犯罪另當別論，但是因為「一時衝動」而犯下罪行的時候，犯罪本身應當並非目的才是。這時請留一點時間回想「自己真正想做的事」，並且想出10個以上「自己做得到的選項」。把腦部的能量一股腦集中在自己身上，藉此預防犯罪。

回想自己原本的目的

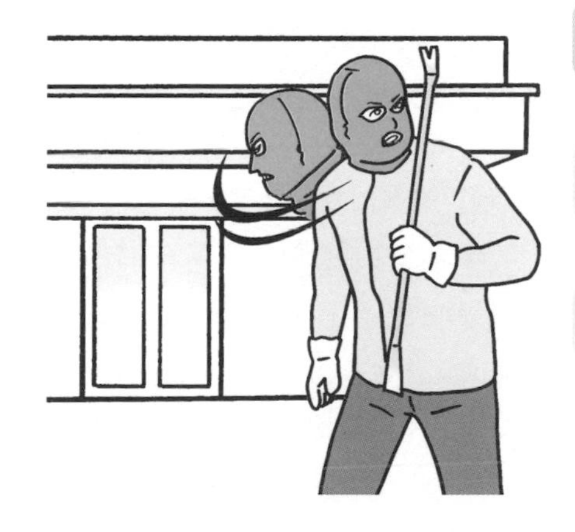

來去搶劫。

等一下，其實我只是需要錢而已。

要工作……？還是借錢……？

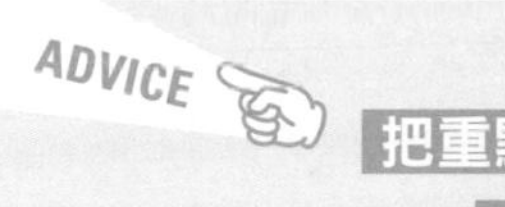

把重點轉移到表達系統腦區，平靜地貫徹自我主張

當幼兒無法好好表達自己的心情時，有時他們會訴諸暴力以代替言語。大人的暴力犯罪在本質上應該也是一樣，因此可以透過鍛練執掌語言的左腦表達系統，培養能適當表達自身主張的能力。

造假和抄襲
在科學界
永無止盡的原因

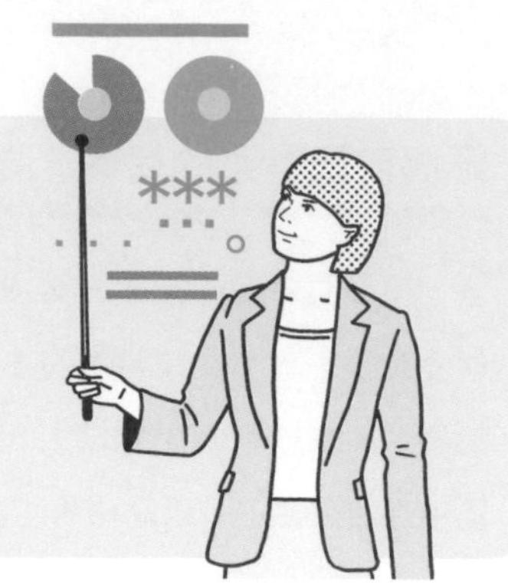

科學家是一群高學歷又聰明的人，
為什麼會走上狡詐的不法之途呢？
在此追究凡人所無法理解的造假與抄襲之謎。

研究者教育的不完善助長了大腦過於強烈的願望

2014年，英國科學雜誌《自然（Nature）》上發表的一篇有關STAP細胞（刺激觸發性多能性獲得細胞）的論文，裡頭被發現竄改、造假的不法行為。當時這個消息連日被日本的大眾媒體報導，引起全日本的關注。

遺憾的是，在學術界，論文的抄襲或著作權糾紛是家常便飯的事。本人不曾親自做過研究，卻滿不在乎地發表成果的事情也很盛行。造假和抄襲屬於「有意圖」的犯罪，具有「想被承認」、「想出人頭地」等明確的目的。**一旦心懷強烈的目的（執著），大腦就會處於過度專注的狀態，罪惡感也會消失殆盡**。這樣的人會虎視眈眈地瞄準機會，並繞過警報系統達成自己的目的。

日本法律在這方面的寬鬆也是一項問題。如果在美國的大學裡做同樣的事，研究者本人必定會立刻被退學，指導教授也要負起連帶責任而被解僱。研究者在個人研究室（密室）裡進行研究的系統，以及缺乏重新驗證研究者本人的主張是否真實的人手和預算，這些地方都在助長不法行為的發生。能夠揭露事實的，只有內部檢舉一途，但日本的學術組織為了維護名譽而掩蓋真相的也不在少數。

STAP細胞造假事件爆發的起因，據說是在網路上流傳的匿名投訴。就日本而言，不僅存在論文抄襲或造假的問題，對研究者的道德倫理教育也不能說很充分。研究論文這種東西，是一旦作者說謊，就會演變成以虛假資訊動員全世界研究者的事態。如何防止此種事態發生，取決於研究者自身的良知。

研究論文的公信力正隨著社會的資訊化而逐漸削減。**一篇論文若想取得信任，對「真實性」的驗證，以及撰寫論文的研究者本身的人品道德將變得比以往更加重要。**

產生不法行為的原理

大腦過度專注，消除罪惡感
一定要出人頭地！
擁有目的意識
出現不法行為

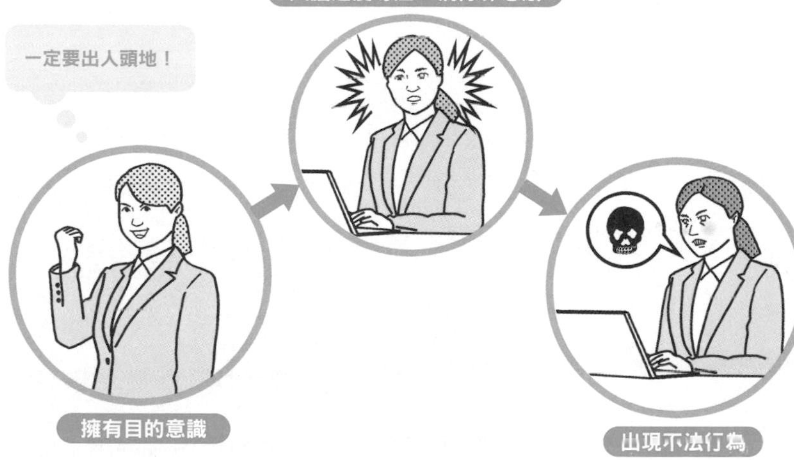

\ 加藤醫師有話說 /

科學會隨著時代的需要而改變。就像以前的「鬼壓床」，現在被稱為「睡眠障礙」（➡P.202）一樣，幽浮和幽靈也被證實可以再現，或許它們變成「科學上的合理現象」的那一天也不遠了。

P156

深呼吸和坐禪
真的對大腦有益嗎？

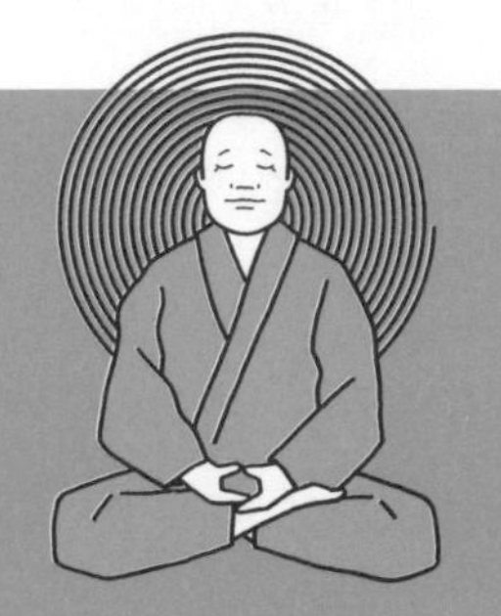

P160

長大成人後才學習
有意義嗎？

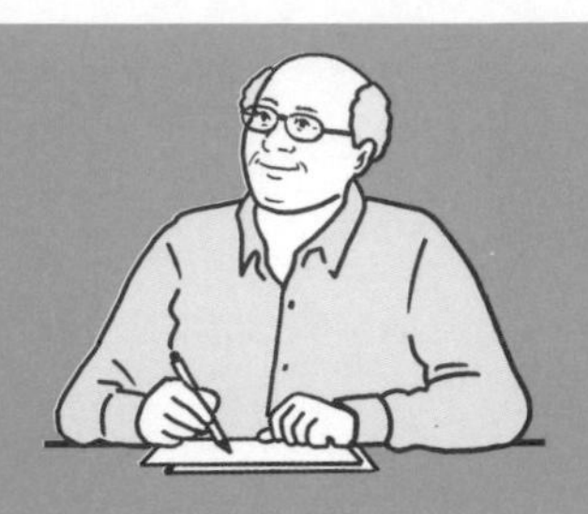

解開對大腦有益的事與成功之謎

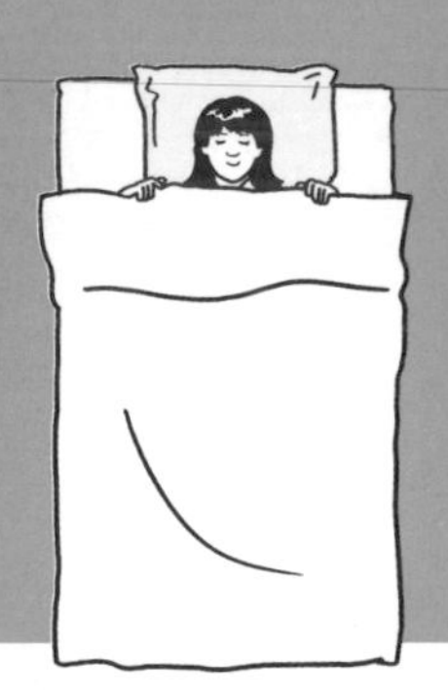

睡眠會對腦部
產生什麼影響？

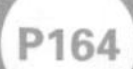

P164

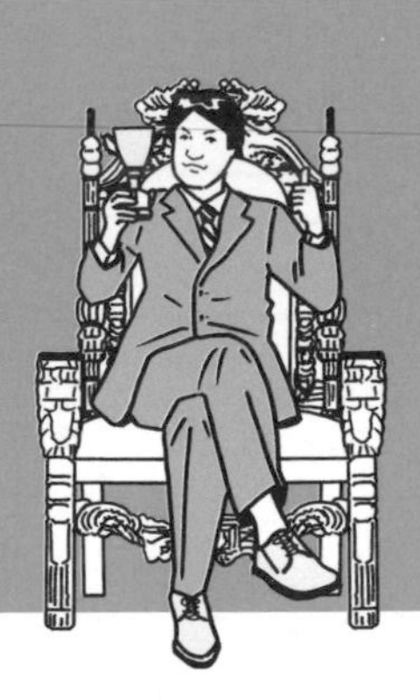

好想知道成功人士的
用腦訣竅！

P168

P172

可以讓大腦
完全休息嗎？

P174

成為有錢人的
用腦方法

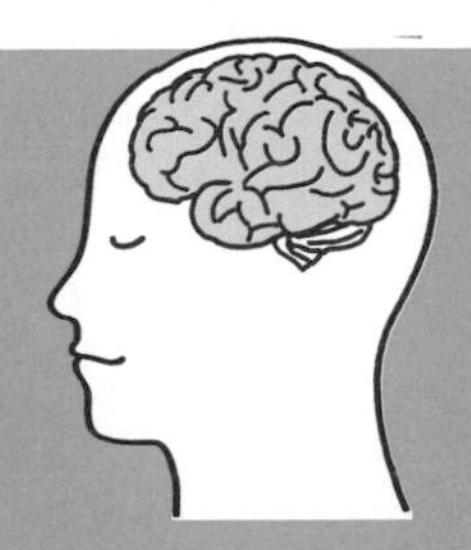

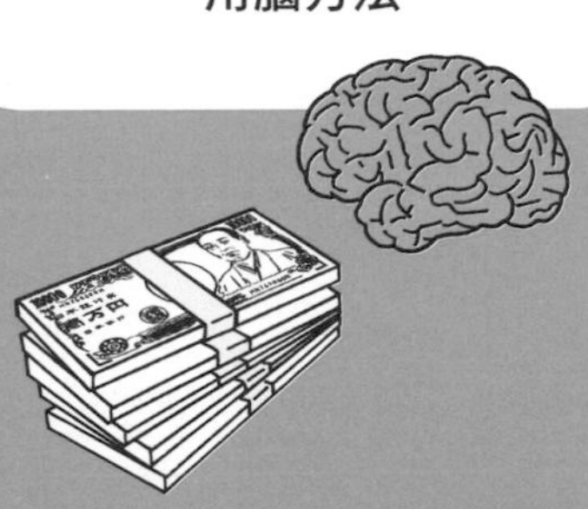

冥想、好好睡一覺、動動雙手……。
一般認為對大腦有益的事情，是否真的有實際上的效果？
讓我們從大腦的角度一窺究竟。
除此之外，也會介紹成功人士和有錢人的用腦方法。

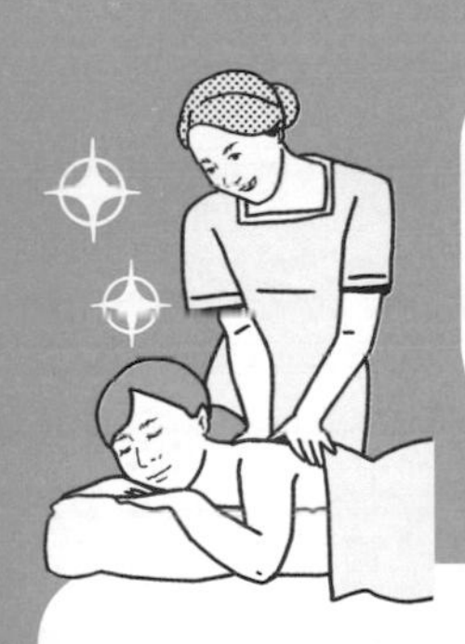

動動手對大腦有益
是真的嗎？

P178

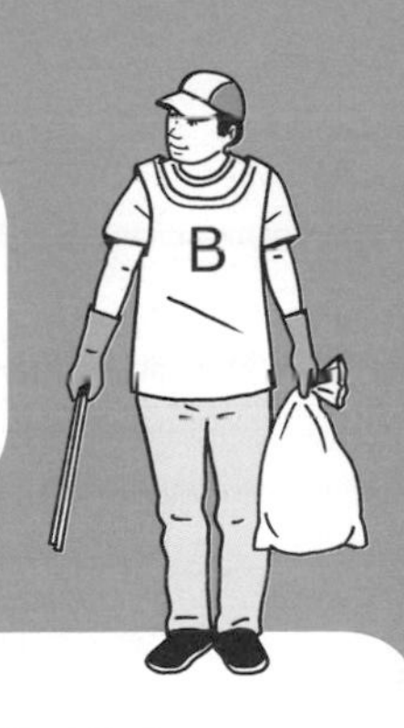

芳香療法
為什麼能療癒人心？

P182

做義工的人
有著什麼樣的大腦？

P184

深呼吸和坐禪
真的對大腦有益嗎？

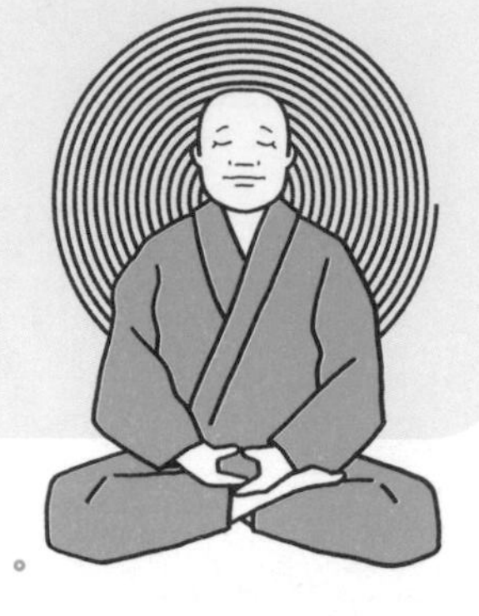

聽說許多成功人士都在實行禪修，
像是鈴木一朗選手、京瓷創始人稻盛和夫等等。
坐禪對大腦有什麼好處？讓我們詳細了解一下吧！

神經細胞要想正常運作，微血管就必須有氧氣

橫隔膜、肋間肌、腹直肌等呼吸時會用到的肌肉，會由隨意呼吸和自主呼吸兩者共同控制（➡P.144）。

我們平常呼吸是1分鐘12次左右。呼吸的重要功能是將氧氣傳遞到身體各個角落的細胞中，回收二氧化碳。為此，必須向最近的微血管輸送含氧的動脈血才行。尤其大腦內有1000億個以上的神經細胞，要讓它們正常運作需有大量的氧氣。

打鼾、鼻炎、鼻塞、扁桃腺腫大、腺樣體肥大等鼻腔與口腔疾病，可能導致氧氣無法透過呼吸遞送到大腦。嚴重時還會引發睡眠呼吸中止症（又稱睡眠窒息症），使身體無法攝取足夠的氧氣。

除了呼吸跟睡眠以外，月經或脈搏等各種生物節律都會與作為司令塔的腦部互相影響。因此，**當大腦的生理時鐘被打亂時，生物節律也會亂掉；生物節律被打亂時，大腦的生理時鐘也會亂掉。**

深沉而緩慢的呼吸可讓氧氣遍及全身，也能把氧氣輸送到大腦裡。試著馬上在此時此地做個深呼吸吧！你能感覺到自己胸部和背部肌肉的伸

展、收縮，橫隔膜的上下移動嗎？重複幾次以後，應該就能發覺脖子、肩膀、手腕和臉部的肌肉舒緩下來，變得更加輕鬆了。要是繼續做下去，是不是能夠漸漸感受到腦中變得很安靜呢？

反過來說，在深呼吸的時候很難覺得緊張，也很難思考事情。**即使只是有「深呼吸的念頭」，大腦也會進入放鬆模式，令身心都得到安寧。**

深呼吸的效果

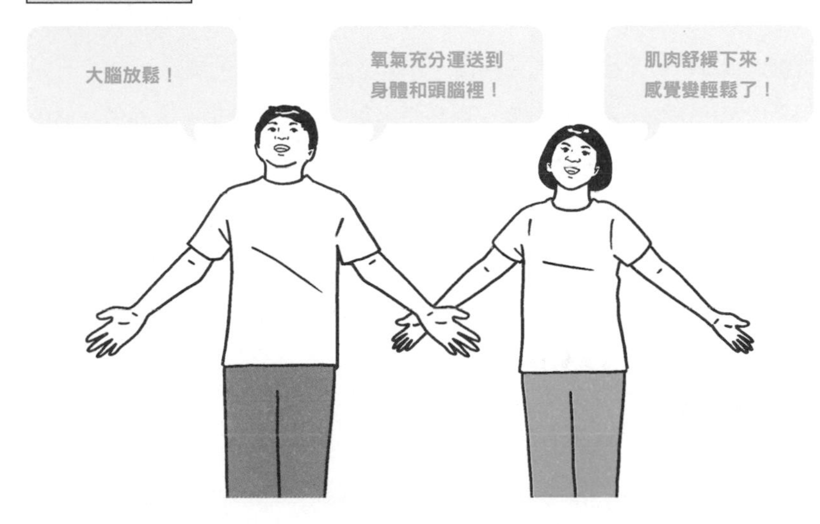

＼ 加藤醫師有話說 ／

如果在睡眠中，1小時內出現5次以上的呼吸中止，且每次達10秒以上的話，即可診斷為睡眠呼吸中止症。有失眠、抑鬱、高血壓、肥胖傾向，或是會打鼾的人要多多注意！

坐禪給大腦帶來的良好影響是腹式呼吸法

在以臨濟宗、曹洞宗、黃檗宗為代表的禪宗寺院裡面，坐禪佔據了修行的核心。根據宗派的不同，身體的朝向和坐姿也多少會有些差異，不過有一點是各派共通的，那就是非常重視名為「調息」的呼吸。此外，藏傳密宗也運行著同樣的呼吸法。

迄今為止，哈佛大學、史丹佛大學、加州大學洛杉磯分校（UCLA）等學校，都曾針對冥想與大腦的關係做過研究。「增加幸福感」、「使思維清晰」、「提高專注力」、「安定情緒」……這些研究明確證實冥想能改善大腦機能。而且也有報告指出，冥想可促進海馬迴的成長。

用嘴巴吸氣、用嘴巴吐氣，用鼻子吸氣、用鼻子吐氣，這些做法都很容易轉換成擴展胸腔的腹式呼吸法。請試著從鼻子吸氣，鼓起腹部，吐氣時則是稍微張開嘴巴，慢慢將氣從嘴巴裡呼出來。**只要緩慢吐氣的話，氧氣也會分布到腦部的微血管中，提高神經細胞的氧氣消耗效率。**綜上所述，可以說坐禪時對大腦有好處的不是「外在形式」或「特殊姿勢」，「呼吸」才是真正的重點。

腹式呼吸法

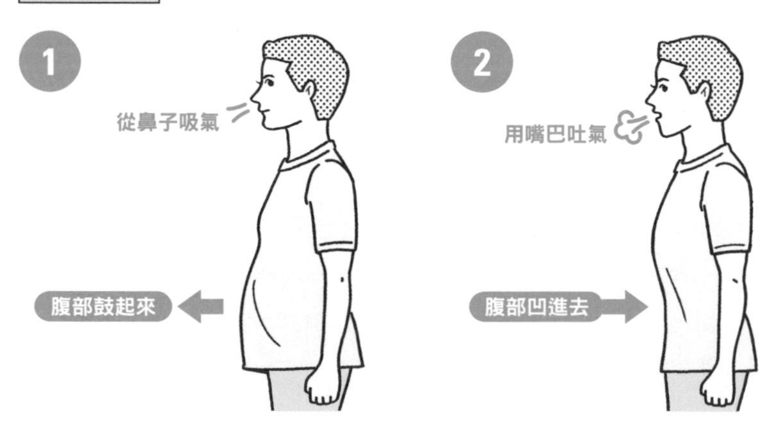

不管有事沒事，都可用腹式呼吸法恢復爽朗好心情！

煩躁不安或緊張的時候更要進行腹式呼吸法。在工作之間的空檔或通勤途中消磨時間時，也請嘗試以腹式呼吸法來呼吸。什麼也不做，只專注於呼吸，藉此讓思維系統腦區恢復精神。這比漫不經心地滑手機要健康多了。

把意識放在長長的吐氣上，藉以提升呼吸效果

腹式呼吸的好處是隨時隨地都可以輕鬆進行，而且還不需要花錢。持續做下去的話，腹部也比較不容易長贅肉。你可以在行走時、廁所裡、咖啡廳或搭車時採取腹式呼吸法，完全不會引起周遭人的注意。世上的呼吸法種類豐富多樣，但若要活化大腦，關鍵是吐氣的時間要比吸氣來得長。

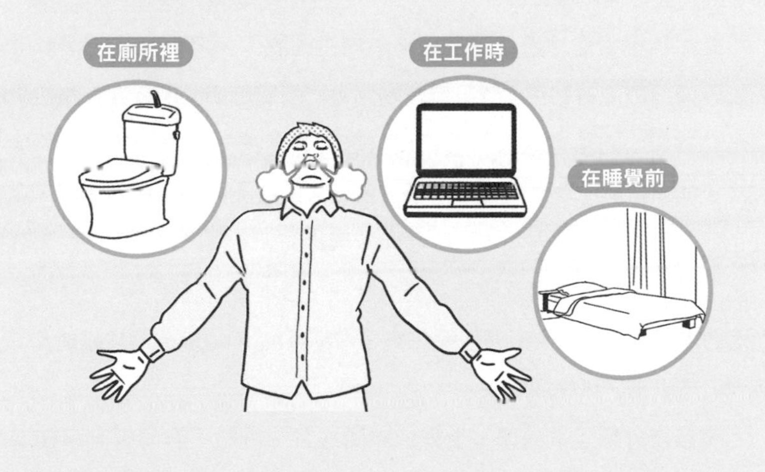

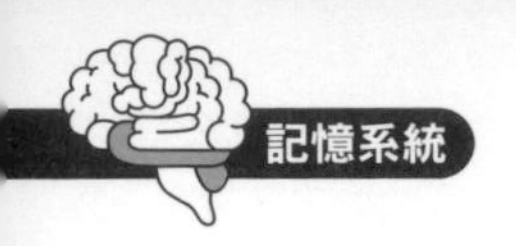

長大成人後才學習有意義嗎？

現在很多中老年人全神貫注地學習技藝或興趣。
中央政府和地方政府所鼓勵的終身學習，
真的有意義嗎？

利用未使用的潛能細胞，創建全新的訊息傳達迴路

1965年，聯合國教科文組織率先提倡終身學習的概念，這個概念差不多從1972年開始傳播到全世界，而日本則在1990年時制訂了《終身學習振興法》，一般定義為「人們為了充實自己、啟發自己或是提升生活水準，基於自己的意願終身進行的學習」，其內容涉及文化、運動、義工服務、興趣愛好等多種領域。

雖然神經細胞的數量會隨著年齡增長而減少，但仍會留下很多未成熟的神經細胞沒被利用。我稱這些細胞為「潛能細胞」。每當大腦初次體驗一件事時，它就會建立一個新的訊息傳達迴路並開始工作。讓潛能細胞成長的新挑戰，可說正是終身學習所帶來的最大恩惠。俳句也好、馬拉松也好，那些到了中老年才開始接觸新事物的人，在研究過他們的大腦後發現，所有人都保持著活躍而年輕的狀態。日本有句話說「六十歲學寫字（活到老學到老）」，不過別說60歲了，甚至80、90歲都能持續成長，大腦內就是具備了這樣的機制。

一份統計顯示，去學校上課的時間愈長，就愈不容易得到阿茲海默

症。運用大腦可以活化新陳代謝，使大腦成長茁壯。而且，澱粉樣蛋白-β這種老廢物質（多見於阿茲海默症患者的腦裡）也不容易堆積在大腦之中。在完成學校教育後持續學習的時間長短也有影響，時間愈長就愈難得到失智等腦部問題。

此外，一般認為，愈是在年輕時拚命運用腦力的人，不使用腦力以後所產生的反作用力也愈大。

終身學習的成效

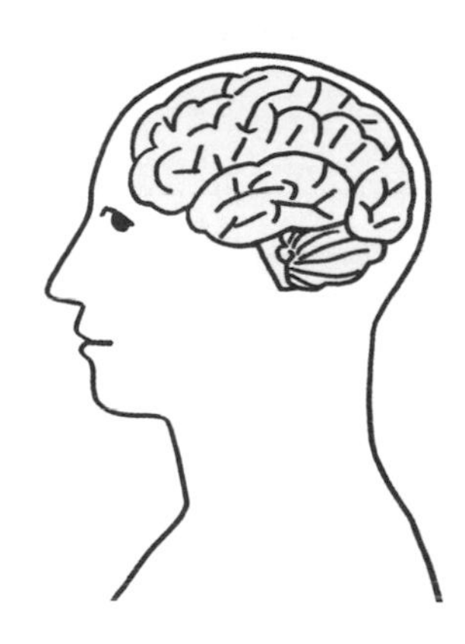

終身學習
（新的經驗）

潛能細胞
的活化

能建立嶄新的訊息傳達迴路

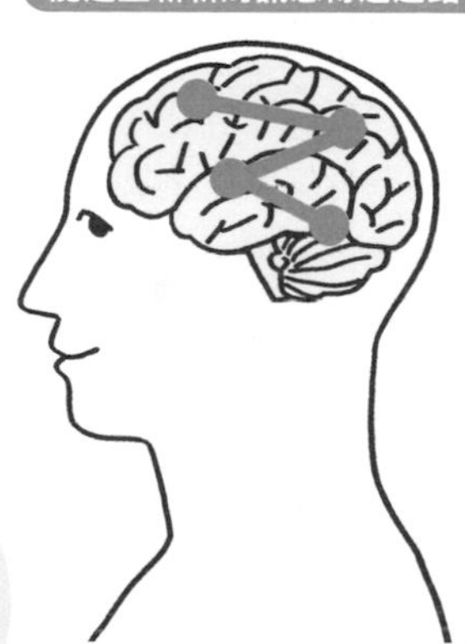

此時的大腦……

有報告指出，睡眠時排放到腦脊髓液的澱粉樣蛋白-β，是白天時排出的1.3倍。因此，超過50歲以後，就過著「多多學習，多多睡覺」的生活來常保大腦年輕吧！

學校的「學習」跟終身學習的「學習」完全不同

說到「學習」、「唸書」，我們大部分的人應該都會認為是坐在書桌前讀教科書或做習題吧。

不過，正如前頁所述，對於大腦來說，學習只能夠是「初次體驗某件事」。如果今後想實行終身學習的話，比起「重新學習」以前學過的東西，我更推薦去挑戰某項「新的學習」。

話雖如此，但難度過高會給大腦帶來壓力。在選擇地方政府終身學習中心的講座、學校或社團時，要選那些能讓自己開心的課程，或是勾起自己好奇心的課程。**帶著興奮期待的心情學習，可使情緒系統腦區活躍起來，進而也會影響旁邊的記憶系統腦區，故有助於預防健忘症。**與學校的學業不同，如果試了以後覺得無聊，可以放棄再去做別的事，所以請不要害怕失敗，放輕鬆地投入其中吧！在公司工作20～40年，退休後什麼也不做，終日渾渾噩噩地過日子，這是對大腦最不利的行為。

去挑戰那些令你期待的事物吧！

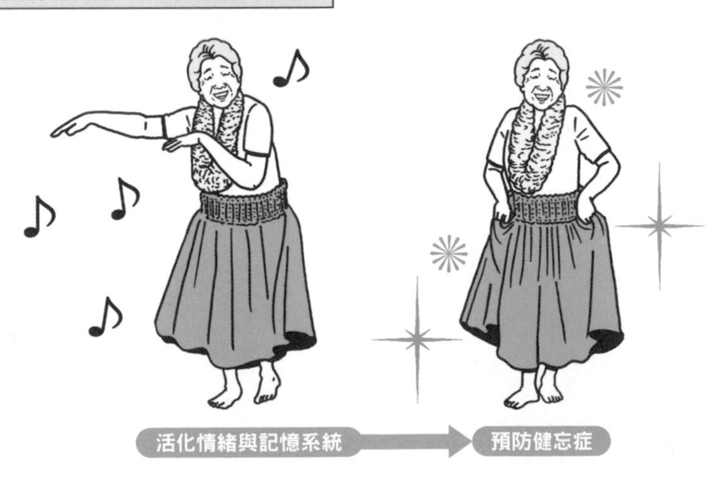

正因為是成年人，學起來才有意義

就像一輛被擱置的腳踏車會漸漸生鏽一樣，不被使用的大腦也會在轉眼間退化。「學習在高中、大學告一段落」是壽命只有60年時的老舊想法。**到了人稱「人生百年時代」的今天，即使到40、50歲也要繼續學習，這是一件非常重要且有意義的事情。**

如果賦予一個快樂的目的，大腦就會很樂意學習

93歲學寫俳句，103歲出版俳句詩集的人。70歲開始參加馬拉松，締造世界最年長紀錄的人。這些終身學習的前輩們異口同聲的建議是：「尋找令你快樂的目的。」

這真的是一項充分活用大腦特性的學習法。如果再設定一個期限，大腦就會全力以赴地為我們工作。

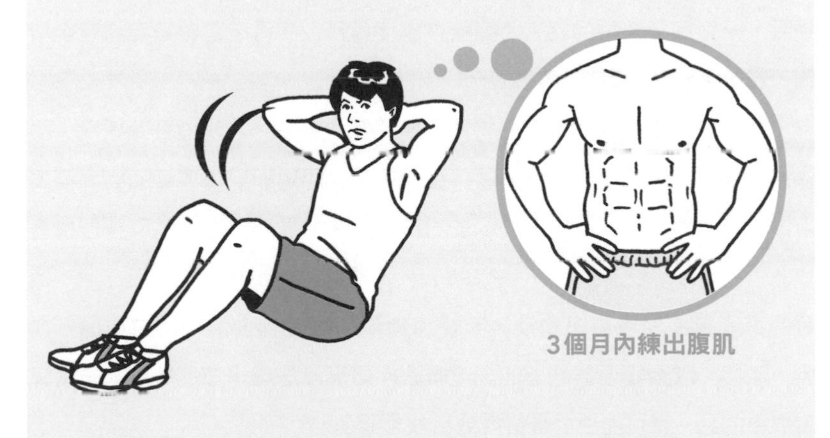

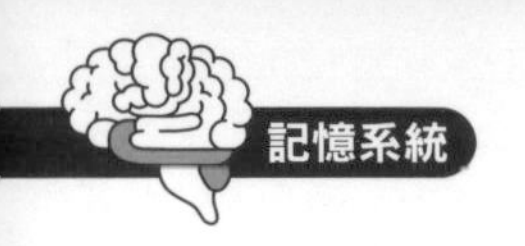

睡眠會對腦部產生什麼影響？

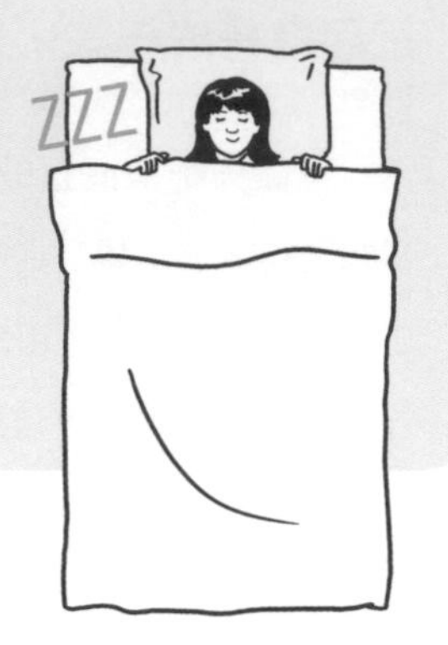

據說睡眠不足對健康不好，
但似乎也有人認為
「三分之一的人生都在睡覺，實在太可惜了」？

睡眠中的大腦不僅僅是在休息！

睡眠和清醒，是藉由睡眠中樞和清醒中樞的互相抑制所形成的（➡P.58）。如果想提高工作效率或健康程度，睡眠必不可少。

睡眠的作用不只是單純讓大腦和身體休息、恢復處理能力而已，其中還有一項功能是**老廢物質的排出。伴隨大腦活動而產生的老廢物質會排放到腦脊髓液中，在睡眠時這種運作會變得特別活躍**（➡P.161）。如果超越極限，一直保持清醒的話，大腦就會過度運轉，使得老廢物質無法完全排除，最後堆積在大腦裡。

還有一項是**記憶的固定。特別重要的是被稱為「非快速動眼睡眠」的深度睡眠，在這段期間，白天儲存在海馬迴中的短期記憶會被送到大腦皮質處，同時建立新的神經迴路，形成長期記憶**。長期記憶中的事件記憶會作為「回憶」而長存於心（➡P.130）。如果這些記憶無法固定下來，「活著的真實感」就會愈來愈淡。非快速動眼睡眠是指血液中的皮質醇、血壓、脈搏、深層體溫都低落的深度睡眠。如果無法獲得深度睡眠、睡眠障礙加重的話，有可能引發憂鬱症或自殺念頭。

此外，睡眠中腦下垂體分泌的生長激素有助於骨骼和肌肉的生長，修復受傷的細胞。「睡得好的孩子長得快」這句日本諺語說的是真的，年齡愈小，需要的睡眠就愈多（小寶寶幾乎一整天都在睡覺）。**免疫系統的增強也是在睡眠時進行的，所以睡眠不足的話，疾病跟傷口就會很難痊癒。**

在一項研究睡眠與食慾之間關聯性的實驗上發現，如果睡眠時間短，名為瘦素的一種抑制食慾的荷爾蒙分泌量會很低，血中濃度也會下降；而增進食慾的飢餓素則會增加。意思就是，熬夜會導致肥胖。

睡眠所產生的效果

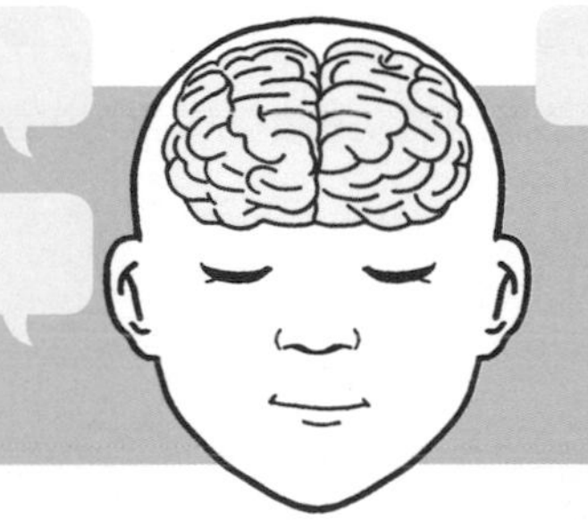

\ 加藤醫師有話說 /

雖然我以前也會工作到凌晨2、3點，不過後來改成晚上10點半上床睡覺後，在3個月內體重減了8公斤。還有其他減重法會這麼簡單嗎？

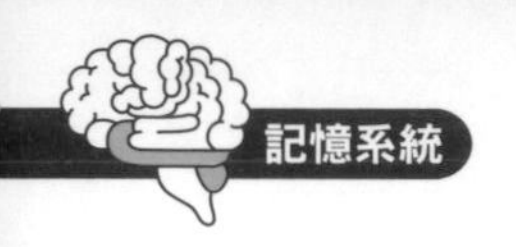

大腦最佳睡眠時間是7～8小時

對於大約8成的成人來說，最佳的睡眠時間是7～8小時。如果是正在生長高峰期的國高中生，每日應睡9～10個小時。日本人的平均睡眠時間為6～7小時，這在先進國家中也算短的，應視為一個問題來看待。不過，**必須睡眠時間有個體上的差異，遺傳因素也有一定影響。**

雖然也有睡不到6小時依然能精神充沛地活動的「短眠者」，但一般來說，睡眠時間短容易加重心臟負擔。另外，也很容易囤積脂肪，成為容易發胖的體質。拿破崙一天只睡3小時的傳說很有名，但他也很短命。

相反地，**也有每天需要睡到10個小時以上的「長眠者」。**已知天才物理學家愛因斯坦，以及2002年獲得諾貝爾物理學獎的小柴昌俊博士都是長眠者。

儘管晚上睡得很飽，白天卻還是會反覆地感覺到難以忍受的睡意、不停想打瞌睡，這種情況有可能是患有名叫嗜睡症（猝睡症）的睡眠障礙、睡眠呼吸中止症或憂鬱症等疾病，還請有類似困擾的讀者前往醫院接受專科醫師的診斷。

容易入睡的時段也因人而異，普遍認為，晚上9點到凌晨3點是睡眠的「黃金時段」。

必須睡眠時間因人而異

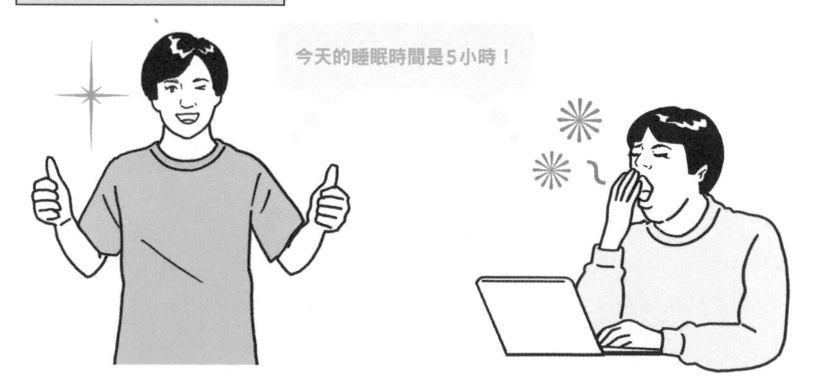

危險！熬夜後的大腦就跟爛醉一樣!?

密西根州立大學的實驗表明，**即使不是長期睡眠不足，通宵工作也會使錯誤率倍增**。還有報告指出，連續20小時保持清醒狀態的話，大腦的反應速度和認知功能相當於爛醉如泥的時候。請確保充足的睡眠，讓大腦保持活力。

了解現狀是讓大腦睡好覺的第一步

其實不清楚自己睡眠狀態的人佔大多數。請先試著記錄一下自己就寢（上床時間）、入睡、清醒、起床和中途醒來的時間，大約記錄2週左右。在失眠的治療上，就很推薦撰寫這種「睡眠日記」。專門記錄睡眠的免費APP也非常多。

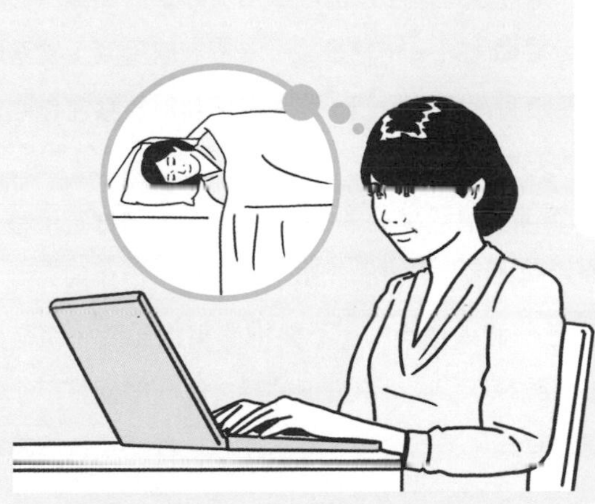

○月○日
23：30就寢
0：00睡著
2：30醒來
6：30清醒
7：00起床

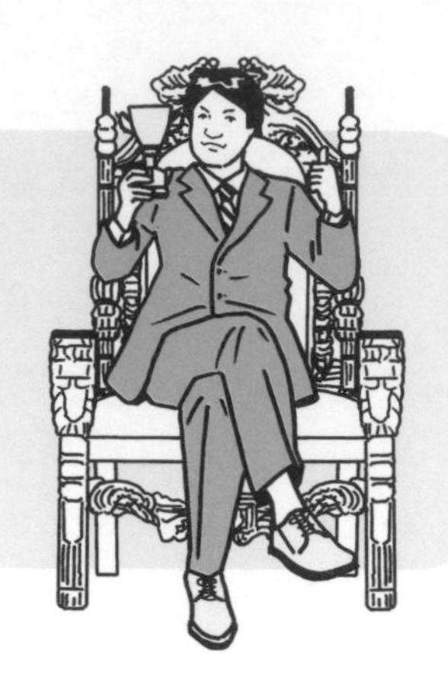

好想知道成功人士的用腦訣竅！

被稱為成功人士的人，
並未擁有一個特別不一樣的大腦。
我想，應該只是使用方式不同吧……？

好好運用大腦機制來實現夢想

前世界拳擊協會（WBA）的世界輕蠅量級拳王，現在作為藝人也十分活躍的具志堅用高，據他所言，好像不用「頭頂」戰鬥就會輸的樣子。其實，頭頂部分有綜觀大局的腦區，還有與步法有關的腦區。所以具志堅先生是以大腦先於肉眼在觀察對方的動作。另外，有位漫畫家說他在畫圖的時候「後腦勺會發熱」。實際上，目前知道為了增加大腦活動區域的血液流動，頭腦表面的溫度會略微上升。也就是說，漫畫家感受到了枕葉視覺區的活動。像這樣，明明沒有人教過他們，卻能好好利用大腦運作取得成功的人，大概就是所謂的天才吧！

2016年離世的世界著名搖滾巨星王子（Prince），生前曾說他是「因為沒有自己想聽的音樂才創作的」，貫徹完美主義的他，從作詞作曲、演奏、演唱到錄音都是自己一個人進行的。不要抱怨東抱怨西，而是抱持著**「沒有的話，創造出來就好了」、「不方便的話，改一改就好了」的想法，成立自己大腦想要的專案並予以實行**。實業家堀江貴文正是這種類型的人。

已故的賈伯斯（Steve Jobs）總是穿著一樣的衣服，棒球選手鈴木一朗或橄欖球選手五郎丸步的招牌動作，在在顯示成功人士運用大腦的效率很高。這並不是單純討個吉利或當成護身符，而是**藉由減少選項過多所衍生出來的迷茫猶豫（即不確定因素）來減輕大腦的負擔**。而且不斷重複累積「穿著這套衣服／擺出這個姿勢就會很順利」的成功體驗，這種感受就會在大腦裡變成事實。

總而言之，可以說成功人士會「用大腦容易運作的方法，在不造成大腦負擔的情況下」做自己想做的事。

每天穿同一套衣服的效果

減少因選項多而產生的迷惘（不確定因素）

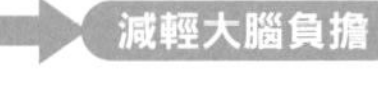

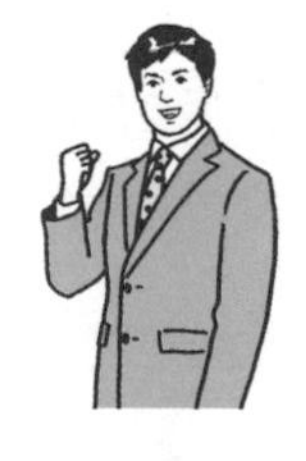
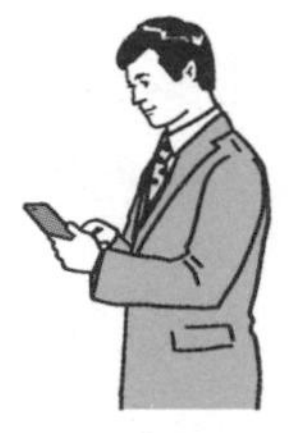
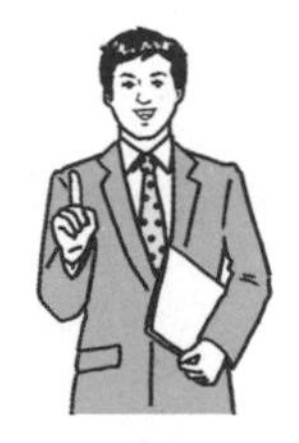
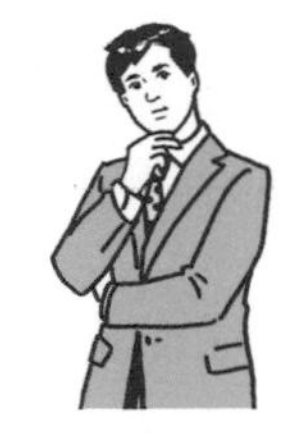
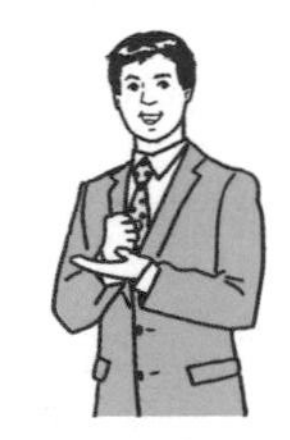

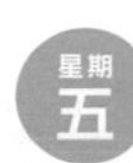

＼ 會成功的人是這樣子的…… ／

因為我想了解大腦，所以陸續發現了一些大腦測量技術。要在這個槍打出頭鳥的世界中獲得成功，被人當作怪胎來對待剛剛好而已。也建議試著讓自己置身於一個不同價值觀的環境中看看。

在學校的大腦用法，出社會就行不通了

從幼兒園到大學，有的人則是到研究所畢業，我們大多數人約有20年的時間都在學校等教育機構度過。

在這段時間內，學生們透過課本上的文字和老師所說的話，將龐大的知識塞進腦袋裡，專心消化既定的學校課程。最後決定成績的是考試分數和內部評鑑，人們依據偏差值這項相對評價來分辨優劣。在這種日式學校教育中，**養出了擅長使用語言（左腦）的理解力和思考力，只會默默執行被要求去做的事情的被動大腦。**

如果將這樣的大腦原封不動地帶到社會上，就會變成所謂的「等人教」的人。既不能想出嶄新的創意，也無法相信會成功而走上自己開創的道路。今後，隨著AI人工智慧的普及，這樣的人會被貼上愈來愈多的「無用」標籤吧？

現實社會需要的是具有覺察狀況、偷學前輩工作、用身體記住等非語言能力（右腦）的主動大腦。這是不具備主動積極學習的態度就無法獲得的東西。

社會謀求的大腦用法

學生
●等待指示
●語言（左腦）佔優勢
社會人士
●主動積極學習
●非語言（右腦）佔優勢

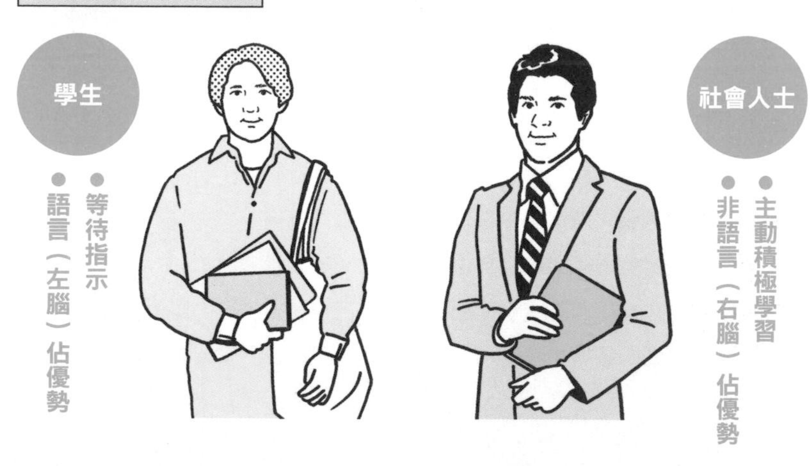

社會上的成功和個人的成功是似是而非的東西

可惜的是，社會上的成功有時並不能聯繫到個人的幸福上。即使在事業、家庭、財富豐收的成功人士中，也依然有自我肯定感（➡P.118）低落的人，自殺的案例更不在少數。**對自己來說，成功是什麼？事先對這件事有一個清楚明確的定義很重要。**

ADVICE

要相信自我評價，更勝過別人給的分數

不管在哪一個世界都是人外有人。將自身能力與他人比較而一喜一憂是沒有意義的。重點是，今天的自己是否有比昨天的自己成長了一些。自己給自己打分數、承認自己做得好，這一點很重要。

雖然比不上A，但我每天
都有成長，所以沒問題！

A
B
B

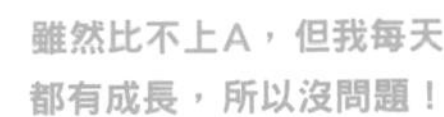

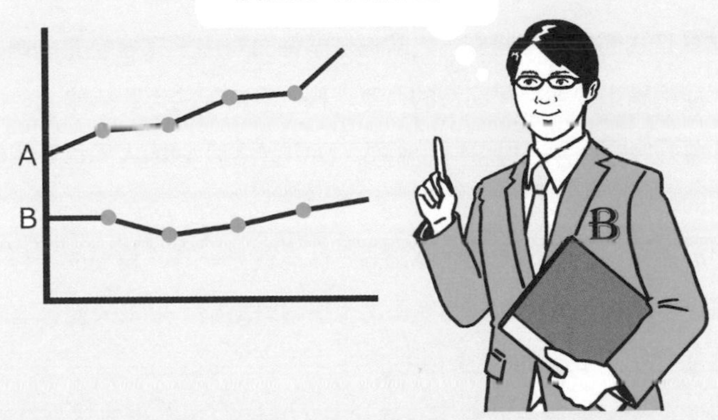

可以讓大腦完全休息嗎？

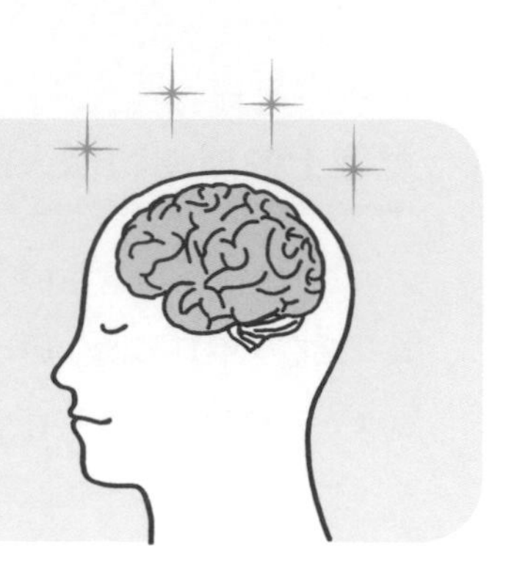

太多各式各樣的事情把大腦塞得滿滿的。
它難道就不能像電腦一樣，
先關機休息一下嗎？

雖說我們無法阻止大腦一年365天、24小時地工作……

如果什麼事都不做，只是呆呆地看著景色，大腦就能獲得休息——很多人都這麼認為。不過，無論醒著還是睡著，我們的大腦都在消耗相當大量的能源。儘管大腦的重量只佔體重的2.5%，但其基礎代謝率卻是全身的約20%。

事實上，睡眠時大腦也在熱熱鬧鬧地工作，像是排出老廢物質、整理記憶等等。不眠不休工作的大腦是不可能「完全」休息的。

就算在我們發呆的時候，大腦也在準備面對接下來會發生的事，如同隨時都能繼續上路而臨停路邊的汽車一樣，讓特定的大腦網絡處於待機的狀態。這套假說叫做「預設模式網絡（DMN）」，目前人們也在積極進行這方面的研究。

對於這樣一直很努力的大腦來說，休息就是一種「負擔的減輕」。因此，**請運用通常不怎麼使用的腦區吧！在這段期間，平常過度勞累的腦區就能休息一下了**（即「腦區變換法」）。

即使在大腦疲憊的狀態下直接休息，累壞的腦區也無法充分得到歇息。正是這種時候，更要做一些跟平常不一樣、平常不做的事，如此才能緩解大腦的疲勞。因為是做跟平常不同的事，所以不一定是「悠閒度日」。如果總是穿著運動服在家無所事事的話，換上直挺挺的西裝出門就會變成一種休息。

就算這麼做也無法完全獲得休息時，代表自己處於大腦裡未處理的資訊堆積如山的狀態。**請試著一整天不帶手機、一週不看電視過生活，盡可能不要讓新的情報進入大腦**，這樣大腦就會變得非常清晰明朗。

遮蔽資訊，讓大腦休息

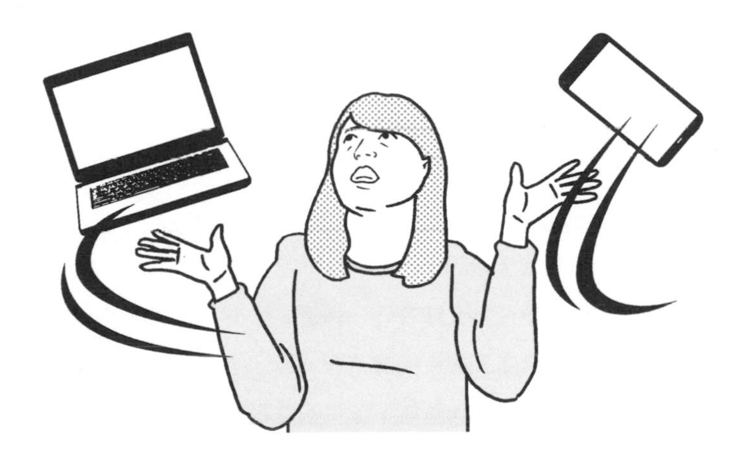

＼ 此時的大腦…… ／

為了體驗腦區變換法，請試著使用非慣用手，讓平常支援慣用手的大腦休息一下。另外，若總是使用表達系統腦區與人聊天，下次就透過聽覺系統腦區來聆聽別人的話語看看吧！

成為有錢人的用腦方法

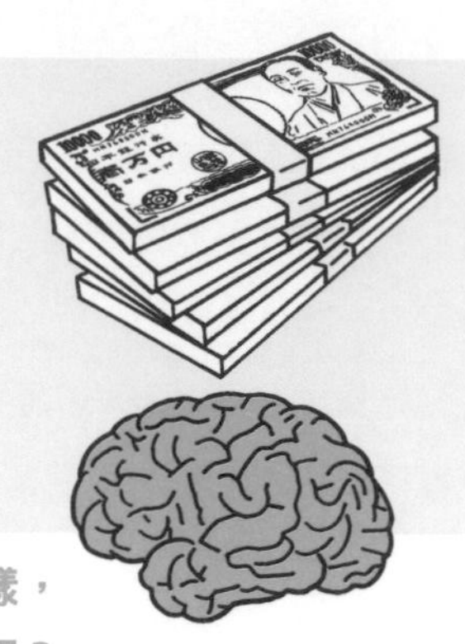

關於成為有錢人的方法，論述多得像山一樣，
但為什麼有的人做得到，有的人卻做不到呢？
這可以用腦科學來解釋嗎？

將大腦本身具備的探測系統，利用在與金錢有關的事情上

對月亮盈虧感興趣的人，走夜路時自然會仰望天空，而不感興趣的人連頭都不想抬。**大腦裡有一套「吸引系統」（➡P.188），會找出自己平常有在留意的東西，對於不太感興趣的事物則是自動忽略。**

因此，一個不介意金錢的人，從一開始就不會有跟金錢有關的資訊進入他的大腦裡。相反地，對金錢有強烈興趣，並花大量時間和心力管理金錢的人，他的大腦會布滿天線來搜尋情報。為了賺錢必須知道的事、應該去的地方、應當見的人……大腦會不斷把這些訊息找出來。那或許是高薪的徵人啟事、投資研討會的舉辦通知，亦或是召集年薪1000萬日圓以上的會員參加的相親派對（笑）。

世界屈指可數的大富翁，被稱為投資之神的巴菲特（Warren Edward Buffett）現在已經89歲了，在他6歲的時候就靠轉賣可樂賺得了零用錢，11歲時已經開始投資股票。當同學都還在考慮生日要不要請爸媽買輛自行車時，他所想的卻是要多賺點錢。

有些有錢人像巴菲特一樣喜歡讓錢增值，也有些有錢人喜歡的是取

得豪宅名車、地位或權力的過程，其共通點在於，他們都非常清楚自己想要什麼東西。他們不會掩飾自己的慾望，還會為了滿足這個慾望而傾注金錢。

與此同時，對於不想要的東西他們一毛錢也不會花。巴菲特雖然擁有私人飛機，但吃的幾乎都是速食。宜家（IKEA）的創辦人英格瓦・坎普拉（Ingvar Kamprad）據說都搭公車出門，坐飛機時選的也是經濟艙。

有錢人的金錢使用法

我要點這些！
想要一台噴射機。
吃什麼都無所謂。
只會把錢好好用在想要的東西上

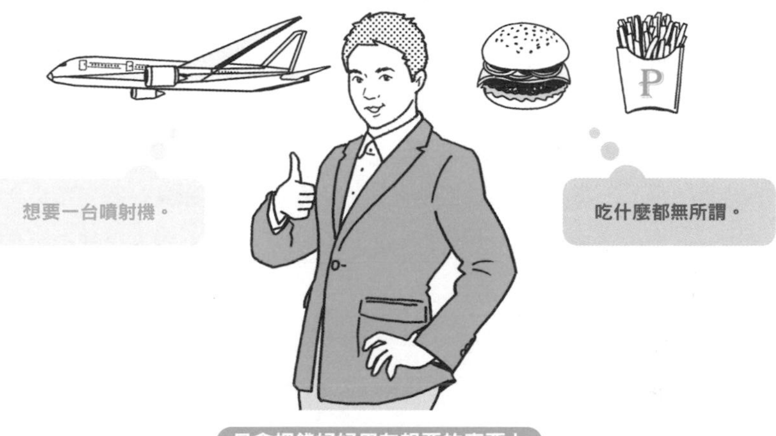

＼ 加藤醫師有話說 ／

我從童年起就奉行節儉，而200萬日圓的積蓄後來全數投入在醫學院第一年的學費上了。不要執著於眼前的利益，抱持「自我投資」這個基準，就能夠有效利用金錢。

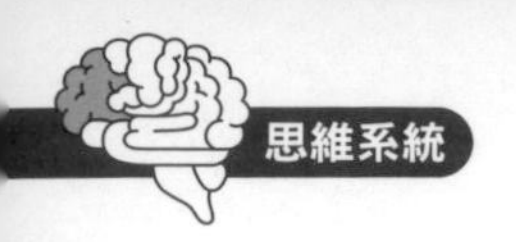

因為跟普通人不同才有錢？還是因為有錢所以不同？

誠實面對自己的慾望，代表對自己的情緒很敏銳。這種人往往無法理解其他人的情緒。

因此，有時他們會對員工大發雷霆，有時還會犧牲家人。此外，即使受到世人的指責或嫉妒，他們也只會一臉無所謂地貫徹自己的做法，所以不管怎樣都很容易在人際關係上出問題。

這種傾向也能在有自閉症類群特徵的人身上看到。因為被情感左右是無法做生意的，所以創業致富的人多多少少都有這種傾向。微軟的共同創辦人比爾蓋茲（Bill Gates）和臉書董事長兼執行長馬克・祖克柏（Mark Elliot Zuckerberg）可能內在也具備這樣的性格。

成為大富翁的人與常人的感覺不太一樣，資產總額到達一定程度以後，對金錢的定義似乎也會跟著改變。對他們而言，金錢不是自己應當獨佔的東西，而是一種「借放在自己身上」的感覺。尤其歐美在歷史和文化上都有一種默契，認為「慈善事業是富人的義務」，而且很多資產家也會進行鉅額捐贈或義工服務等慈善活動。

創業致富的人的傾向

這樣真的
沒問題嗎？
我有我的
做法。
●誠實面對自己的慾望
●貫徹自己的做法
董事長

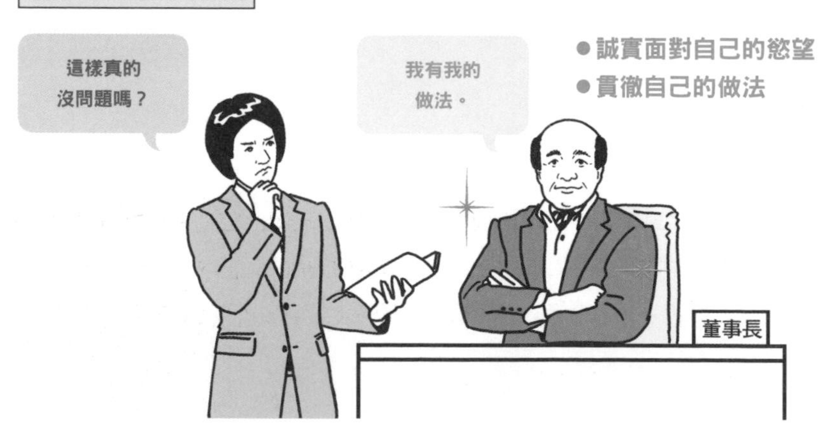

對金錢感興趣，增加實際管理金錢的時間

人們常說「想發財，就模仿有錢人」，不過這不是說要打扮得像個有錢人，而是要模仿他們的頭腦。**首先，對金錢感興趣很重要。像是以記帳的方式增加自己管控金錢的時間，弄清楚金錢的用途，並排列優先順序等等，就從自己力所能及的地方開始吧！**

對金錢感興趣

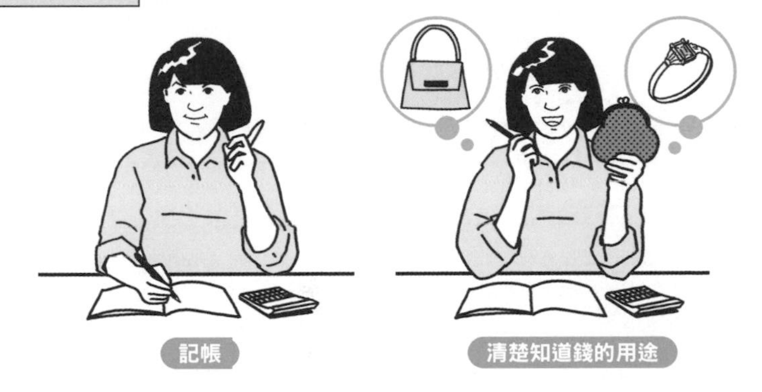

把有錢人的金錢觀套用在自己身上

有錢人常說「大錢、小錢」。前者是「存款」，是應該用來流通循環（用來投資）的金錢；後者則是花在自己身上的金錢。

雖然一下子要學會做投資很困難，但我們可以試著確認一下小錢的總額會不會太多！

動動手對大腦有益是真的嗎？

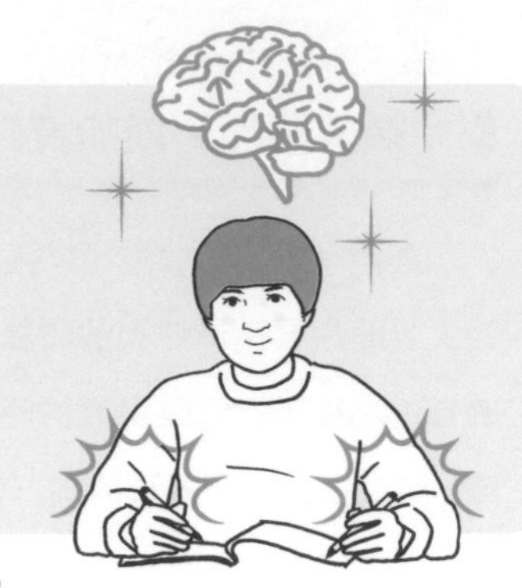

**時常聽人說「活動手指對大腦有好處」，
這有根據嗎？活動雙腳不行嗎？
一旦了解「大腦」與「手」的關係，就能領會其中道理。**

對大腦來說，手在全身上下所佔的比例很重

手指與大腦的聯繫非常密切，甚至到了被稱為「第二大腦」或「外腦」的地步。在預防失智症的體操裡，也有導入握拳伸展和指尖互觸等運動動作。

人類在活動身體時，會從大腦皮質的運動皮質區將各式各樣的訊息送到作為運動系統腦區核心的主要運動皮質區，再從那裡經由延腦和脊髓向肌肉傳遞指令。

主要運動皮質區裡有特定的區域，一一對應手指、腳趾、下巴、眼皮、肘部等身體各個部位。根據部位不同，對應的區域大小也不同。將這種構造以容易理解的方式表現出來的，是加拿大腦神經外科醫師潘菲爾德的「潘菲爾德式腦地圖」（➡P.19）。只要看到這份地圖，就會知道手掌和指頭所對應的區域明顯大出許多。不僅運動皮質區，手在體覺皮質區也同樣佔據很大的比例。

換言之，**活動雙手會運用到大量的腦細胞，所以「動動手對大腦有益」的說法是真的沒錯。**

在做出會使用手部的動作時（像是刺繡或翻花繩這種精細的手部動作），除了運動系統之外，各式各樣的腦區也會連帶運作，控制著相當細微的動作。

尤為重要的是，在被稱作錐體外路的大腦基底核、小腦等，位於大腦深處的腦區所進行的運動微調。當這個部位因帕金森氏症（柏金遜症）或小腦萎縮症等疾病而退化時，大腦就無法進行微調，導致手腳顫抖不止。**為了大腦健康而活動手部時，不要做快速複雜的動作，而是要有意識地施展像太極拳那樣「緩慢而流暢的動作」。大腦的錐體外路受到刺激，就能活化大腦至更深層的部位。**

用緩慢流暢的動作讓腦活躍起來

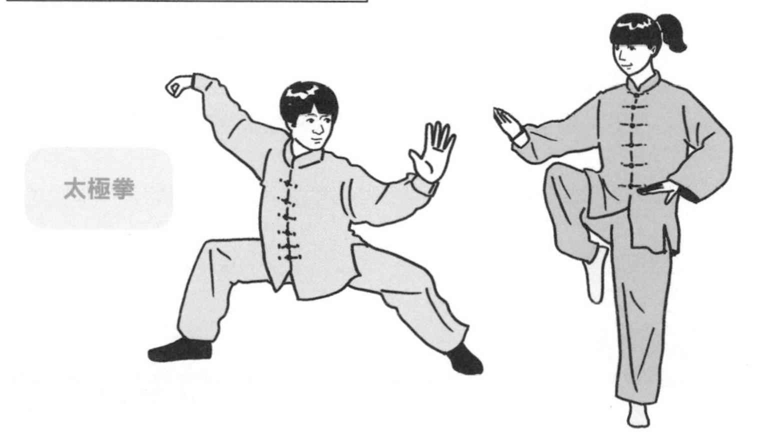

\ 加藤醫師有話說 /

說到緩慢流暢的動作，就會想到太極拳。也有一個案例是，重度憂鬱症患者在開始打太極拳後，2個月內憂鬱症量表的指數就降了一半。只要運用到深層的大腦，似乎就會變得很有精神。

將各種手部活動法融入到日常生活中

那麼，接著就來具體列出一些對大腦有效果的手部運動吧！

在興趣或遊戲的領域上，像是串珠、縫紉、雕刻等手工藝，以及鋼琴或吉他的演奏、成人彩繪、摺紙、拼圖、魔術等精細動作。因為日本舞、芭蕾等舞蹈類都會「讓神經傳導遍及指尖」，所以也建議嘗試看看。

說到指尖，茶道也很不錯呢！有位過了40歲才開始學茶道，在60歲成為茶道老師的女性，我曾看過她的大腦，發現她的大腦與20年前無異，一直維持著年輕的狀態，真是令我嚇一跳。茶道有很多的手法規則，會用到許多腦區，所以才能抵抗大腦衰老。

在平常的家事中也有很多活動雙手的機會。做菜充滿揉肉丸子、製作蔬菜雕花等運用手指的工作，清掃窗框或手洗衣服也是不錯的選擇。

在公司裡，除了以電腦打字以外，還可以動手做筆記、把自己的想法在紙上畫成心智圖，像這樣多運用雙手，工作和訓練大腦便可同時兼顧。

對腦有益的手部運動

讓神經傳導遍及指尖的精細動作

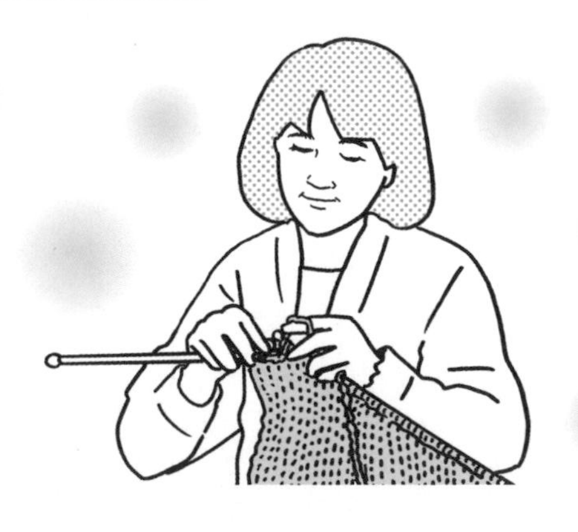

均衡運用雙手，也能協調腦區的平衡

由於從大腦發送到肌肉的指令，會在延腦和脊髓之間呈錐體交叉（➡P.14），所以右撇子的人常用左腦，左撇子的人多用右腦。因此**如果硬是去活動非慣用手的話，就能刺激大腦，消除大腦發展的不平衡**。在刷牙、拿東西或寫字的時候，不妨試試這個方法。

活動非慣用手來刺激大腦

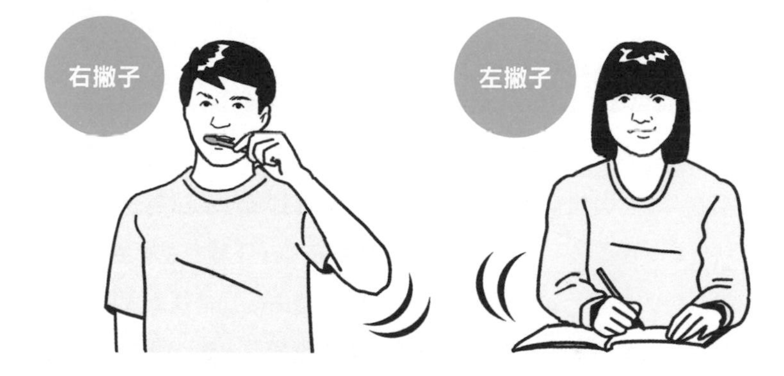

ADVICE

手的腦區可以長到原本的16倍大

活動手部的運動系統腦區，位於髮旋左右約3公分的位置。

剛出生時這塊區域是一顆紅豆大小（直徑約5公釐），但會因使用而長到5元硬幣那麼大（直徑2公分）。給它良好的刺激，讓它快快長大吧！

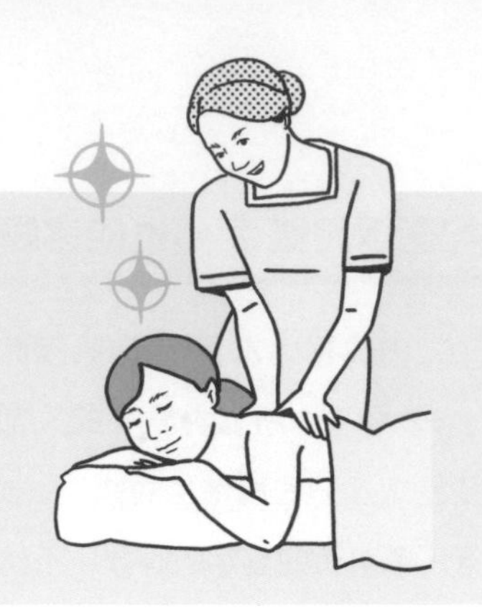

芳香療法
為什麼能療癒人心？

芳香療法是使用從植物中萃取出來的油
來調節身心平衡的一種療法。
光是聞聞香味，為什麼可以這麼療癒呢？

嗅覺直接且迅速地影響大腦

在鼻腔深處接收刺激的嗅覺細胞，是一種會在幾週內再生的特殊神經元（神經細胞），它與額葉底部的嗅球相連。傳遞到嗅球的訊息會被送到顳葉的梨狀皮質、杏仁核、海馬迴、額葉的眶額皮質、下視丘進行處理。

除嗅覺以外的感覺，如視覺、聽覺等，都是藉由視丘傳送到大腦皮質之中；相對地，只有嗅覺是透過嗅球直接送入大腦皮質，也因此在傳遞途中不會受到任何阻礙。

在傳遞嗅覺資訊的下視丘裡，存在著一條與情緒系統腦區的杏仁核緊密相連的聯絡通道。因此，氣味會引起情緒的變化，同時也會觸發下視丘中的自律神經調節。這種調節所造成的變化，會影響交感神經與副交感神經的作用，結果導致血管收縮和舒張、血壓產生變化，呼吸頻率也隨之改變。而且這種作用甚至會影響到內分泌和免疫系統，全面性地調整身心平衡。這就是芳香療法的基本原理。

薄荷的香氣令人神清氣爽，聞到薰衣草的味道則讓人心情平靜……立竿見影、效果明顯，正是芳香療法的魅力所在。

撇除嗅覺判定員或調香師等一小部分的人，我們都是呼吸著沒有特殊味道的空氣生活著，除非走在山野或花田裡，不然很少會被氣味刺激到嗅覺。於是，只要聞到精油，就會用上一直沉睡著的腦區，這對大腦來說是極佳的刺激。

其實目前我們還未完全了解嗅覺在大腦內的系統脈絡，但我們知道，**它也會傳遞到顳葉的記憶系統腦區之中，並依照氣味的不同而喚醒腦中遙遠的記憶。**這種現象被稱為「普魯斯特效應」，此名源自馬賽爾·普魯斯特（Marcel Proust）的小說《追憶似水年華》中，主角因烤餅乾的香氣而回想起童年記憶的情節。

普魯斯特效應

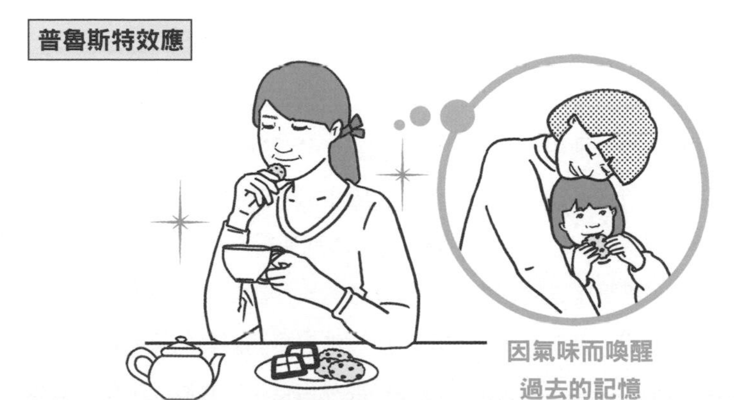

＼ 加藤醫師有話說 ／

咖啡、肥皂、泡澡入浴劑、新鮮出爐的麵包、時令鮮花……試著有意識地聞一聞這些豐富多樣的味道，找出自己喜歡的氣味吧！這可以得到跟使用精油一樣的效果。

做義工的人
有著什麼樣的大腦？

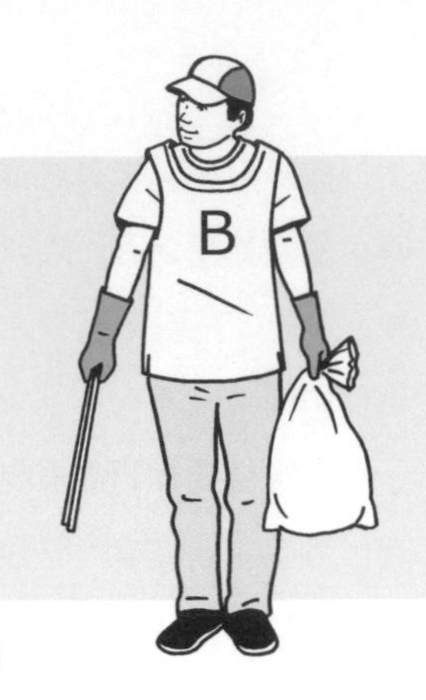

2018年，一名義工在山口縣找到並救出一名失蹤的2歲幼童。
他被稱為「超級義工」，備受世人關注。

不平常的經驗會改變我們用腦的方式

平時我們在辦公室、學校或自己家裡，只要沒有特別意識到的話，都會每天以同樣的模式運用大腦。我們會建立一套規律：總是走同一條路到車站，搭乘同一班電車的同一節車廂，在固定的時間到公司上班——也就是只在必要的情況下使用必要的腦區，有效率地運轉大腦。

不過，要是把平常走路去車站的做法改成騎腳踏車去，或是試著走走不一樣的路線的話，會有什麼感覺呢？肌膚能感受到舒爽的風拂過，雙眼也會注意到面前的風景，使人內心產生一股新鮮感。究其原因，在於**未知的資訊逐一遞送到大腦裡頭，使得腦內許多腦區都在活躍運作**的關係。

做義工也是這類不尋常經驗的一種。它可以讓人脫離自己早已習慣的用腦方式（即發生「腦區變換」），使心靈跟身體煥然一新。

那些周遊海內外的「超級義工」們，簡直每一天都過著不尋常的日子。由於他們接連不斷地變換腦區，所以也能以不同的角度看待世界。那位被稱為「超級義工」的男子，之所以能找到失蹤的小孩，或許就是因為他具有不同於其他人的視角。

在美國、英國、法國、德國及韓國等全球30幾個國家中，都會以矯正觸犯輕罪者為目的命其執行社區服務。可以說這是一套藉由義工服務「改變大腦」的機制。

有關義工服務對大腦的影響這點，不管是在鄰近街坊撿垃圾、還是在戰區提供醫療支援都是一樣的，特別像是協助重建災區或照護服務這種「照顧別人」的行為，尤其能對大腦帶來較大的變化。我想，與地位、身分、成績無關，單單只是純粹地獲得喜悅，就能極大地刺激情緒系統腦區，提升自我肯定感和幸福感，從而改變原本的人生。

只要改變立場，就能鍛鍊思維系統

一旦站在義工活動的現場，就像「在公司是總經理，在這裡是新人」所說的那樣，立場會產生變化。由於發生的事情是平時慣用的思考模式所無法預測到的，因此能夠訓練思維系統腦區。

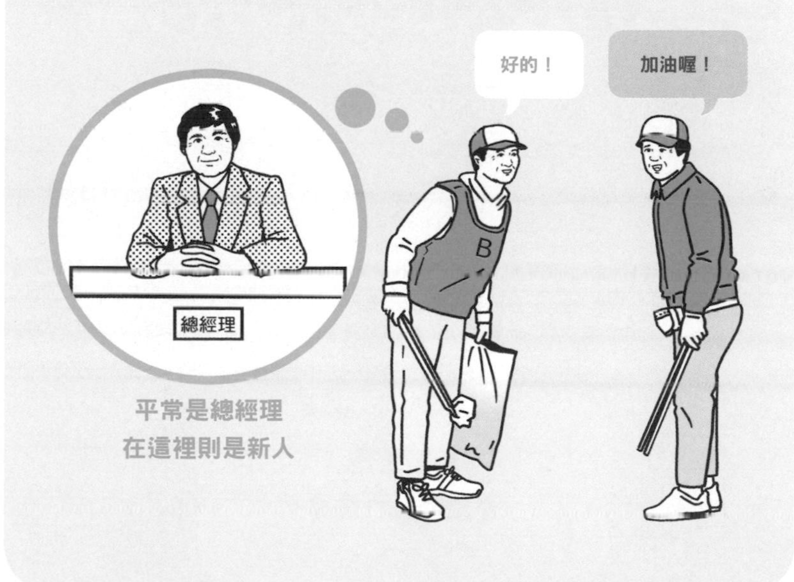

平常是總經理
在這裡則是新人

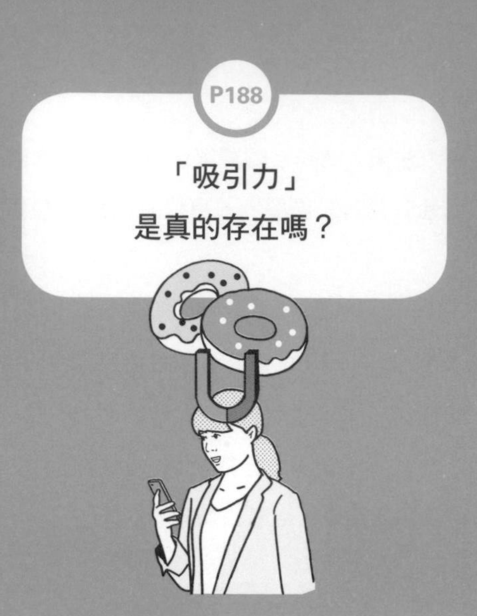

那些不可思議的事件也能用大腦來解釋！

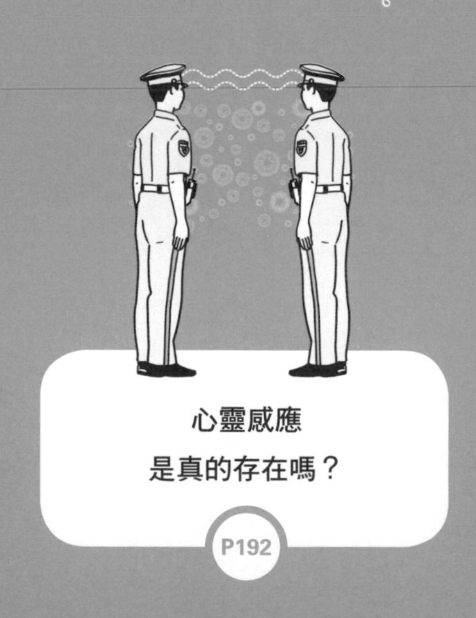

P196

預知夢、惡夢
與大腦的關係

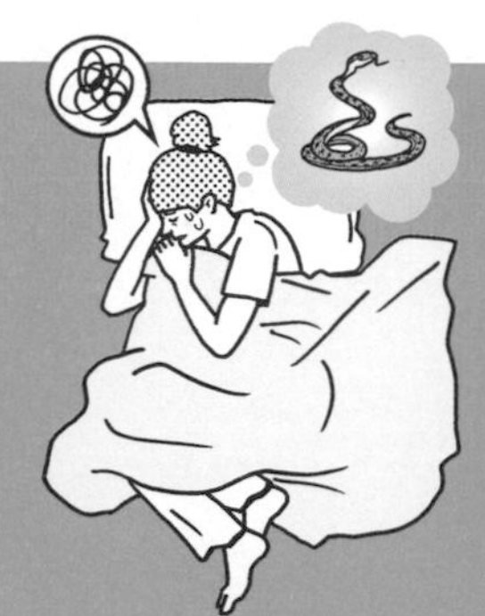

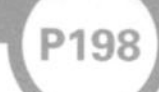

大腦與原力共在!?

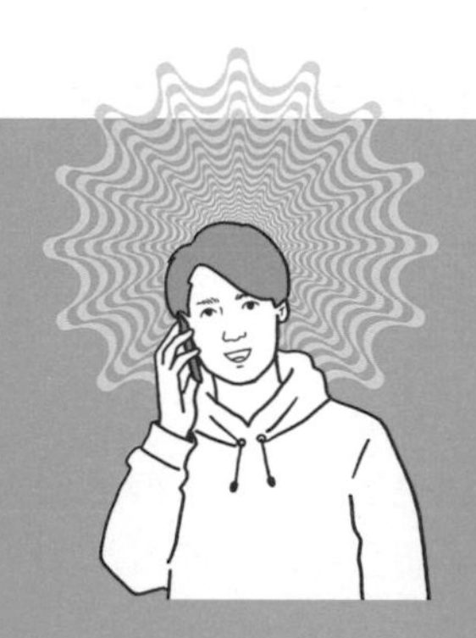

「吸引力法則」、心靈感應、預知夢、鬼壓床……。
這些現代科學無法解釋的神奇事件，真的存在嗎？就讓我們從最新的研究來探究一番。此外，本節也會傳授利用「吸引力法則」的訣竅。

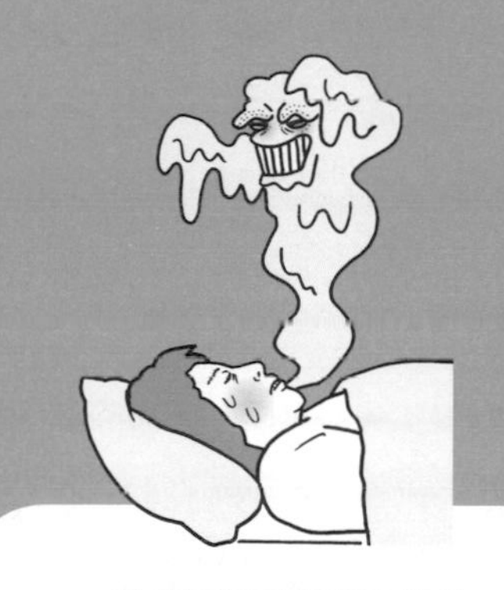

真的有鬼壓床嗎？
奇妙體驗是大腦錯覺!?

P202

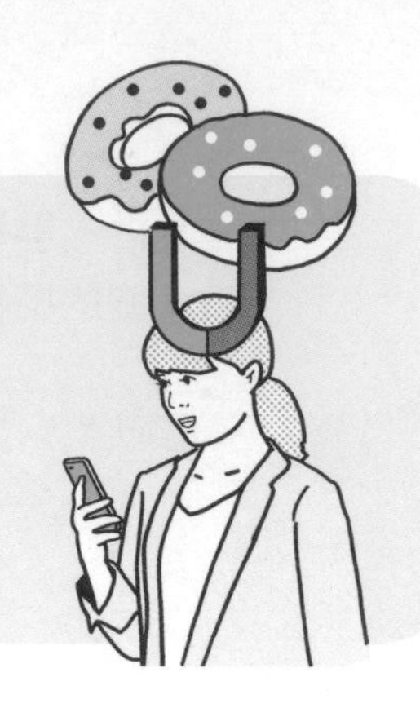

「吸引力」是真的存在嗎？

實現願望的是思想？行動？宇宙？還是神明？
自詡為吸引力達人的加藤醫師，
請告訴我們真相吧！

大腦裡原本就具備一套「吸引力系統」

自然發生的現象本質上都是隨機出現的。以前我和妹妹結伴去紐約的時候，曾在帝國大廈突然偶遇妹妹的同事，類似這樣的事情正是「偶然」發生的事件。

與此相對，所謂的「吸引力法則」指的則是在拜訪完客戶的回程中，跟同事談到「接下來去喝一杯吧！」的時候，環顧四周想說「附近有沒有什麼好吃的店？」時，就發現一家看起來不錯的餐廳，類似這樣的情況。

這種狀況也可以用「運氣好」來解釋，不過從腦科學上來說，發生的過程是「產生去喝一杯的想法而動用大腦，於是看見一家酒吧，並走了進去」。

人們把「思考」➡「察覺」➡「選擇」這一系列經由大腦所觸發的流程稱為「吸引力法則」，這並不代表原本不存在的店面奇蹟般地出現了。**只要賦予大腦「想做……」、「想要……」的想法（目的、意識），大腦就會去尋找、聆聽、嗅聞與之相應的必備事物，我們的大腦備有這樣的系統。**

在大腦的吸引力系統中，察覺能力是依附在思考上的，我們愈是反覆去

想一個清晰明確的願景，大腦就愈想實際察覺這個願景，於是便會提高五感的靈敏度。就我的經驗來看，只要真的這麼認為，就沒有實現不了的事。然而，大部分的念頭都是「雖說本人認為是強烈的念想，但實際上卻只是表面的思考」，因此就算許下願望也無法吸引到相應的事物。

以我來說，雖然我不曾吸引過抽獎運跟戀愛運，但吸引腦科學研究相關的事物就連續成功好幾次。我把了解正確的大腦真相作為人生目標，甚至連打造一個足以發現正確的大腦真相的人格都考慮到了，還以這樣的方式生活著。對正確思維方式的追求，以及在日常生活中對這種想法的認真程度，是造就一個具有吸引力的大腦的祕訣。

吸引力法則的原理

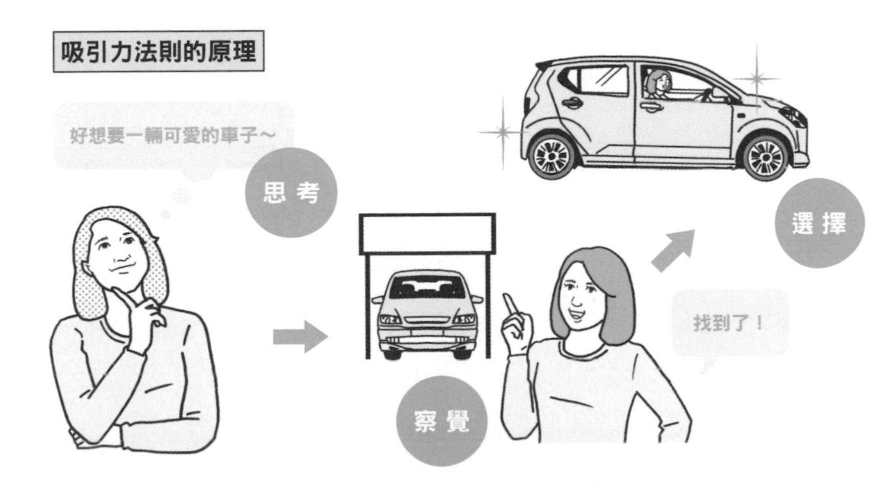

＼ 加藤醫師有話說 ／

以前在我心想要在國外利用磁振造影技術研究腦部的時候，收到了一封來自研發磁振造影裝置的美國大學寄來的傳真，問我是否願意跟他們一起進行研究。這是頗令我印象深刻的一次吸引力法則體驗。

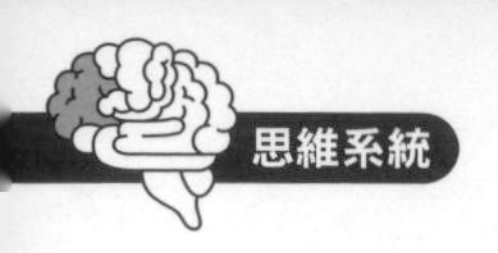

在真心祈願之後，持續廣設正確的天線

所謂真正的想法，就是對自己而言的「必然」。**它不僅僅是「要是發生這種事就好了」的程度，而是足以一口咬定「當然會發生這種事」、「不可能不發生」的強烈期望。這是發動大腦吸引力法則的關鍵鑰匙。**

不過，到願望實現為止多少需要一點時間。你的結婚對象不可能會在你想著「好想馬上結婚！」的瞬間出現，但是會在當你覺得「雖然現在很想，但不是現在也沒關係」的時候不可思議地現身。儘管當時不知道，但卻可能會在實現後才突然意識到「這麼說來，願望不知不覺就實現了呢！」。許多吸引力法則實踐法之所以會說**「許下願望並忘記它」**，正是這個道理。

為了提高吸引力，我特別注重以下4點：**第一，維持大腦的活力。**充分睡眠，調整生活步調，以讓身體不會累積疲勞。**第二，磨練自己的感性。**如果善於運用視覺系統，請仔細觀察眼前所見；要是聽覺系統很好，便專心聆聽自己聽到的聲音。**第三，留意每天的機緣。**即使再渺小的事情，也是因某個原因而發生的，要努力去了解箇中緣由。

發動吸引力法則的關鍵

願望成真了！

好想結婚！

真心祈願 → 遺忘 → 實現

漏掉就會適得其反！吸引力法則最重要的一點是……

第四是「思想的品質」。每天的行動都要讓自己成為一個「值得產生吸引力的自己」。這是吸引力法則中最重要的一點，如果這股思想混雜著利己、攻擊的念頭，那麼與自己想吸引的事物完全相反的力量就會開始作用。請好好觀察自己的想法，不斷檢查自身想法是否朝著吸引的方向前進。

如何提升吸引力？

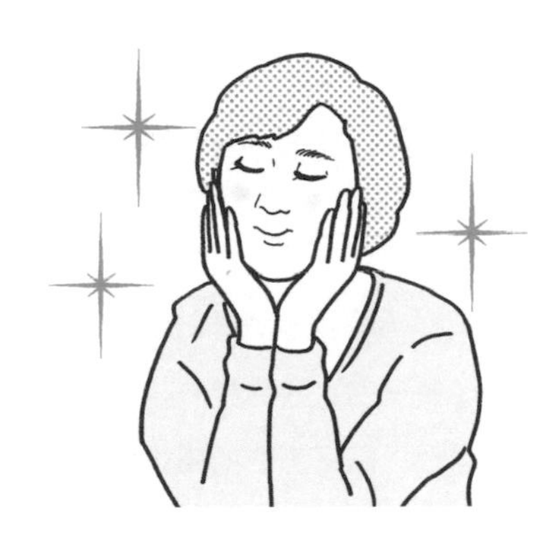

- 維持大腦活力
- 磨練感性
- 留意每天的機緣
- 注意思想的品質

一項簡單的實驗
讓你實際體會大腦吸引力法則

首先請下定決心「看見紅色車子」吧！之後每天睡覺前跟早上都一樣要對自己說「我要看見紅色車子」，然後試著這樣生活1～2週看看。或許不會馬上成功，但至少會有很多「紅色事物」映入你的眼簾。也請用其他的例子嘗試看看！

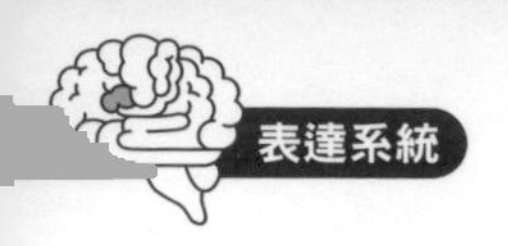

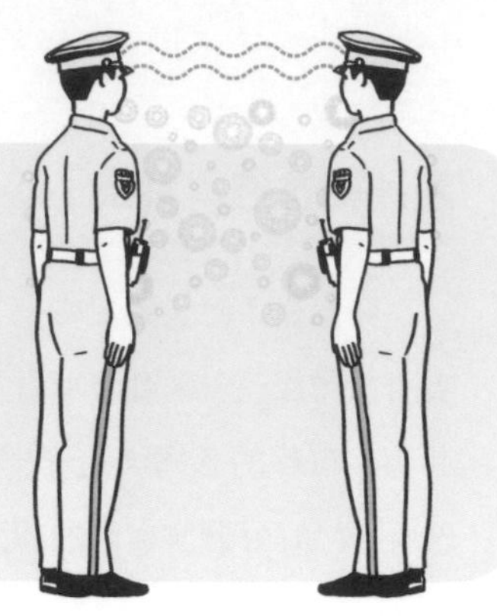

心靈感應是真的存在嗎？

目前關於只要思考就能控制機器的技術（BMI，人腦機械介面）研究正在進行中。作為一種新的溝通方式備受注目的心靈感應到底是什麼呢？

大腦是從哪裡、又是如何取得訊息的？

透視、心靈感應、預言這類不靠五感和邏輯思考等一般手法來獲得資訊的能力，稱作「超感知覺（ESP）」。這種能力的存在目前還無法脫離假說的階段（有一次，我聽說有位越南的超能力者，並請求他讓我看看他的大腦，不過他以磁振造影的磁力可能會影響他的能力為由拒絕了我的邀請）。

就算是無庸置疑存在的事實，我們通常也只能仰賴五感和知識來感知（像是地球的另一端也有人存在、空氣中飄浮著微生物等等）。**記憶也是如此，回憶不曾用自己的身體經歷過的事件是很困難的。**那麼，為什麼有人可以看到肉眼看不見的遠方事物，或是對上輩子（前世）的記憶侃侃而談呢？他們的資訊從何而來？

大腦神經外科醫師潘菲爾德主張「記憶不在大腦裡」之說，他認為位於大腦中心部位的下視丘及其周遭視丘是「一種與心靈直接連結的機制」（摘自日版《心靈的奧祕（暫譯）》，懷爾德·潘菲爾德著，法政大學出版局出版）。

而我則是建立了一套超時空大腦溝通假說，提出「人類的知覺相連，人與人的大腦可超越時空交換訊息」。另外，其實大腦裡面並未記住那麼多的資訊，而是在其他地方有一個記憶的儲存空間（雲端），只要用大腦讀取那裡的資料，就能共享情報。正如同潘菲爾德所指出的理論一樣，我認為下視丘搞不好就是一把鑰匙，能夠開啟彙整在外資訊的入口。

假說：讀取記憶的儲存空間（雲端），便能共享資訊

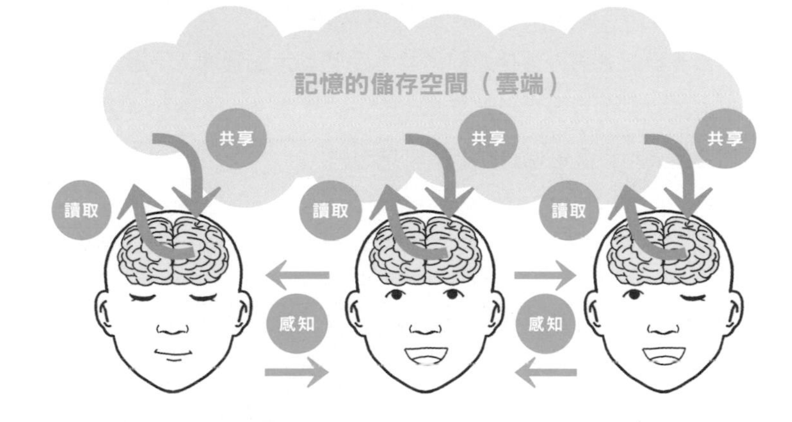

＼ 此時的大腦…… ／

如果說資訊是一部電影，大腦就是電影放映機。只要大腦成長，其作為放映機的能力就會提高，使影像變得更加鮮明。這是大腦研究中很重要的一種思維。

其實每個人都會在日常生活中運用心靈感應!?

心靈感應是一種不透過語言，由大腦直接向大腦收發訊息的手法。這聽起來似乎跟實際見面談話完全不一樣，但對於大腦來說可能是同一件事。原因在於，**無論是實際見面對話，還是在之後回想起那段對話，都會用到幾個共通的腦區**。

即使無法達到心靈感應的程度，我們說不定也身具一種在大腦之間溝通交流的能力，包括不知為何對方的心情可以傳達過來的「直覺」一類的東西。這意味著，大腦活動或許不僅僅發生在我們自己的大腦裡。正如上一頁所述，大腦在某個地方交換訊息的可能性很高。我想，這恐怕是連同下視丘在內的非語言中樞——右腦所發揮的連繫作用。

雖然很多資訊會透過這種連繫傳遞到我們的大腦裡面，不過因為人們未曾使用五感以外的感覺（也就是超感官）來感知進入大腦的資訊，所以也許大部分的人都只是無法認知這些訊息而已。

假說：人類具有在大腦之間溝通交流的能力

總覺得B好像
要打電話來了……
A
B
來打電話給A吧！

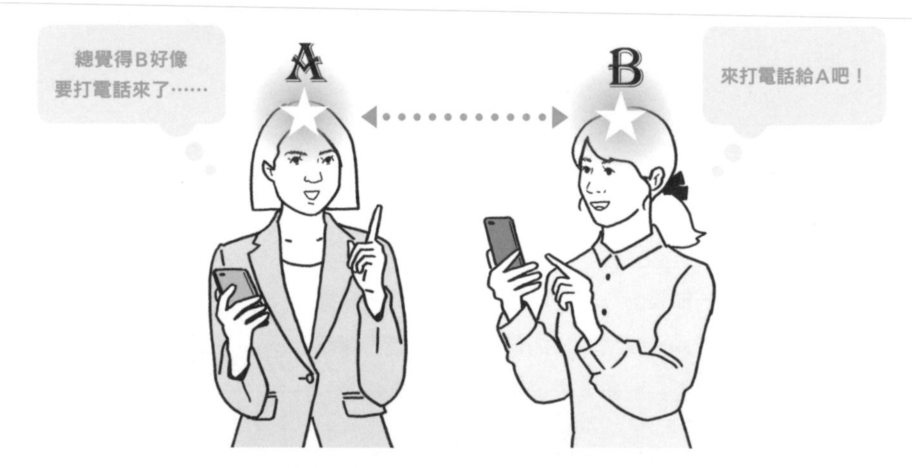

對超能力和大腦機制的研究才剛開始

如果沒有設立上述假說，我們就無法以科學的方式解釋心靈感應之類的超能力。**即使是在科技如此進步的今天，大腦的機制仍然充滿許多謎團**。今後相關研究要是更進一步發展，或許有一天，每個人都能普普通通地活用超能力也說不定。

珍惜自己的直覺，拓展人生的可能性！

「超能力都是騙人的！」如果這樣斷定，那也就到此為止了。不過試著以「或許存在」的軟性思維來理解這種現象的話，就能看到各式各樣的可能性。

比起可以用語言解釋的常識，有時自己的直覺往往更接近真相。

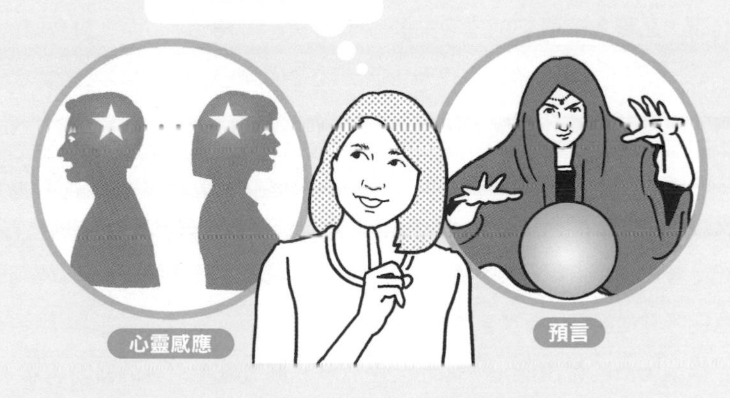

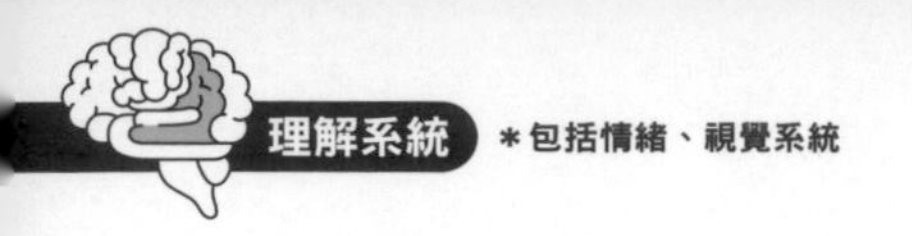

預知夢、惡夢與大腦的關係

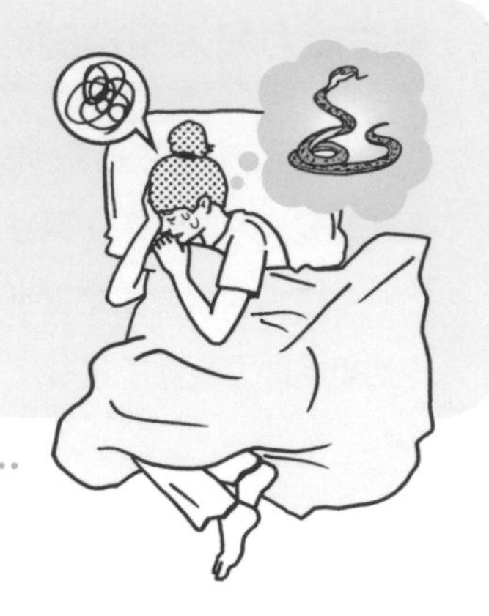

**快樂或可怕的夢、夢的啟示、夢境占卜……
無論好壞，夢都有著不可思議的魅力，
能夠緊緊抓住我們的心。**

支離破碎卻又超級真實!? 創造夢境的睡眠中大腦

當我們做夢的時候，**腦中的杏仁核與視覺區等，跟感覺、感情及記憶相關的部分會作為放映機的一部分，像現實一樣活化起來。在這段期間內，枕葉、顳葉與頂葉將開始運作，不管夢的內容多麼荒誕無稽、不合邏輯，也依然會讓夢境如現實般展開**。不可思議的是，在夢中，視覺系統所發生的事件比聽覺系統還多，有人認為這也與視覺系統更加活躍有關。

夢境有各式各樣的內容，有時亦會出現恐怖的惡夢。根據一項研究調查發現，惡夢內容最多的是「失敗或無力感」（18%），而「對身體的攻擊」、「意外」、「被追趕」以及「健康問題與死亡」等情境也超過10%。也有人會夢到昆蟲出現異常變化等科幻恐怖片的畫面。

如果半夜老是被惡夢驚醒，而且還經常能夠清楚記得惡夢內容的話，就是得了「夢魘症」。這是一種睡眠障礙，曾經看過從孩童時期開始，持續好幾十年的病例。據說夢魘症患者的自殺率很高，還有可能患有憂鬱症或焦慮症等其他疾病，所以若有這種情況，請尋求專科醫師的診斷與治療。

夢境特有的荒唐無稽，有時也會帶來不被常識所束縛的嶄新創意。作曲家在夢裡聽見新曲子、數學家在夢裡發現新公式、考生在夢裡知道自己的考試是否合格……這些例子也被稱作「預知夢」或「正夢」。對此，有一種說法認為，夢中看到的是我們內心潛藏的預測，另一種說法則是基於物理學的概念，說明那是一種不存在時間流逝的未來記憶。在我個人看來，**優秀的科幻作家、漫畫家或諾貝爾獎級別的研究人員等，具有「預見未來」的感性的領先者們，他們非常有可能具備某種預知能力，並將這種能力以夢的形式表現出來。**

做夢時的大腦

ZZZ
杏仁核、視覺區、枕葉、顳葉和頂葉均活躍起來
感覺跟現實一樣

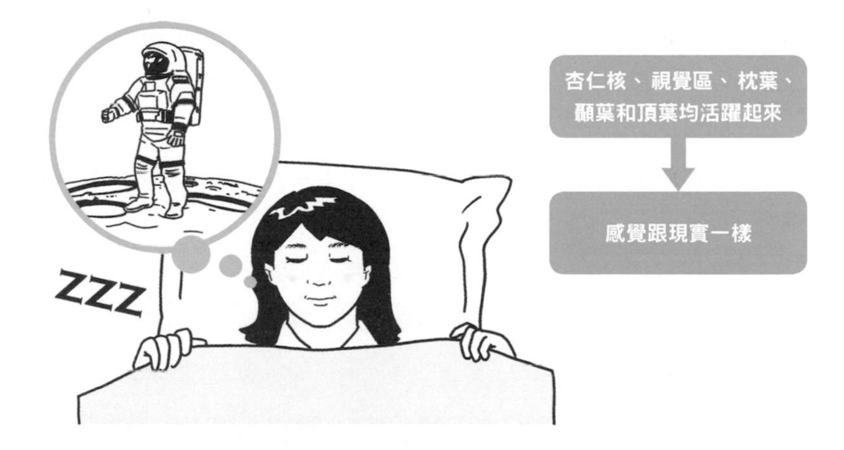

＼ 加藤醫師有話說 ／

我也曾罹患夢魘症，不過在日本高尾山進行28天的瀑布修行後就痊癒了。在那之後的幾個月裡，我的五感也被磨練得非常敏銳。現在回想起來，那應該是因為生理時鐘調好，睡眠品質也變好的關係。

大腦與原力共在!?

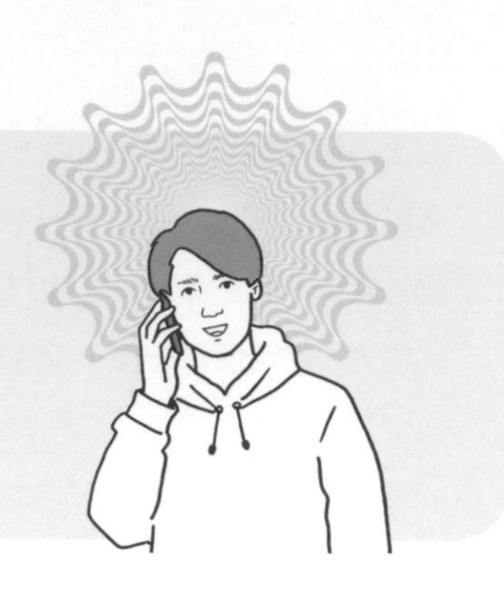

聽說用加藤醫師研發的測量方式
可以「將原力可視化」。
難道任誰都能成為絕地武士嗎!?

「原力」的真身是氧氣從血管到腦細胞的輸送狀態

大腦是靠「原力」支撐的，也是因「原力」而發揮作用。聽到這句話時，我想大多數人都會驚訝地問：「什麼？是電影《星際大戰》裡的原力嗎!?」

《星際大戰》中出現的「原力」是一種虛構的能源體，被認為是名叫絕地武士的騎士們所使用的預知、念動力、心靈感應等特殊能力的來源；而人類大腦所使用的「原力」則指的是「氧氣的代謝」。我將其命名為人腦氧氣快速代謝反應（Fast Oxygen Response in Capillary Event），並取其首字字母簡稱為「FORCE（英語同「原力」）」。

眾所皆知，大腦的能量來源是葡萄糖（glucose），而為了發揮神經細胞的作用，氧氣絕對不可或缺（➡P.156）。從空氣中攝取到肺部的氧氣，會與血液裡紅血球所攜帶的血紅素結合，然後被運送至全身上下。不過，能將氧氣遞送到比頭髮直徑還小的細胞與細胞之間的，只有跟細胞一樣小（1公釐的1000分之1）的微血管才能勝任。大腦的神經細胞也是從微血管中接收到氧氣（大小為3.46×10^{-10}公尺）。

人在說話的時候，會從微血管向表達系統腦區提供氧氣（快速代謝反應）。另一方面，說話時不會用到的腦區就無法獲得氧氣的供給，血液中的氧氣會在未被使用的狀態下通過（三過家門反應）。控制血液流動的，則是大腦內的自律神經中樞。換言之，**大腦可以「自己供給自己消耗的能量」**。

如果說《星際大戰》的絕地武士在運用宇宙原力時也在用腦的話，那麼他們的大腦裡面應該就有氧氣的「原力」在運轉著！

快速代謝反應（FORCE）

今晚吃咖哩喔！
好棒喔！
微血管
O_2
氧氣
神經細胞
氧氣供給至必要腦區

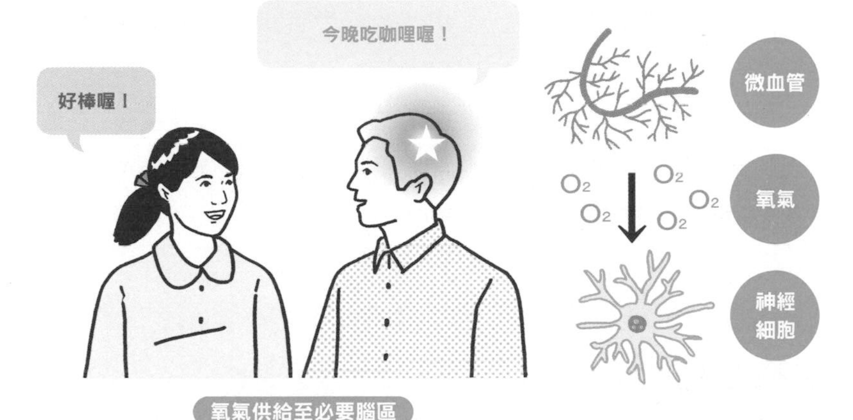

\ 加藤醫師有話說 /

我覺得，將「原力」可視化的測量法「功能性近紅外線光譜（fNIRS）」之所以能被我發現，正是因為我具備真正的絕地武士所必須擁有的「不被周圍情況所惑，能夠自行下判斷的強烈意志」的關係。

雖說氧氣是大腦的必需品，但也不能過量攝取！

我想，各位大概已經明白氧氣在大腦活躍運作上必不可缺了。

然而，若是問「攝取大量氧氣，大腦就會變得活力充沛嗎？」，其實也不盡然。如同鐵接觸空氣中的氧氣會生鏽，蘋果的切面會氧化變色一樣，過多的氧氣也會使大腦組織氧化。在失智症和抗衰老領域中，「抗氧化」會如此受到推崇，正是源於這個道理。

大腦所必須的氧氣供給量，是由氧氣快速代謝反應（FORCE）所控制的。**假如利用高壓氧艙等設備不自然地攝取大量的氧氣，當下確實能獲得血液流動順暢的效果，但未被用到而多出來的氧氣卻會開始破壞細胞。作為暫時補充的能量來源來說，是好的沒錯，然而過度攝取反倒會變成毒藥。**

有趣的是，在實施腦區訓練以後，大腦能以更少的氧氣來運作。這跟超馬選手利用氧氣濃度較稀薄的高原做訓練，藉此加強心肺功能，打造出一個更省能量的身體的做法有異曲同工之妙。

腦區訓練的成效

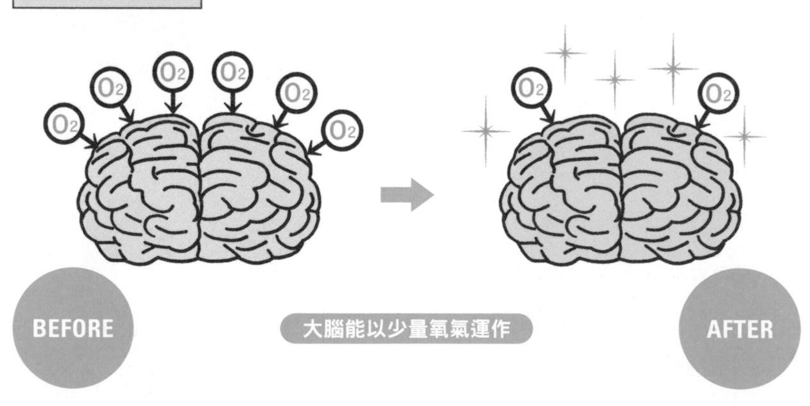

緩解身體的僵硬痠痛，調節腦部氧氣消耗量

當身體處於緊張狀態下時，肌肉就會消耗額外的氧氣，因此有時能源會集中在運動系統腦區，並在此產生氧氣快速代謝反應，減少其他腦區所使用的氧氣，從而導致思考和理解能力低落。這時請做做伸展運動，或是慢慢泡個澡，將能讓身體放鬆的時間融入到日常生活之中。

要緩解身體痠痛，就得讓氧氣流向大腦

身體一旦放鬆，循環進入大腦的氧氣就會增加，使好幾個腦區可以有餘裕地活躍起來。我很推薦能動到全身的伸展運動，像是仰躺時，將屈起的膝蓋向左右傾倒之類的。雖說如此，但只是在工作的空檔起來伸伸懶腰，也能充分讓頭腦清醒過來。

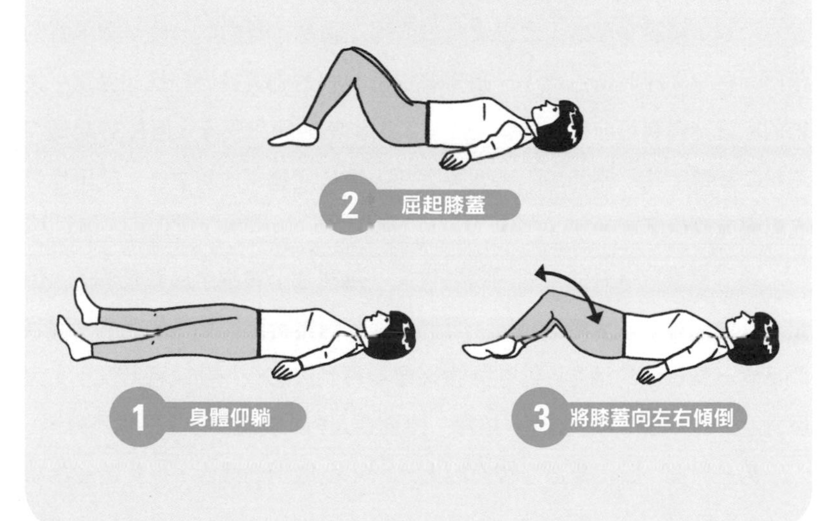

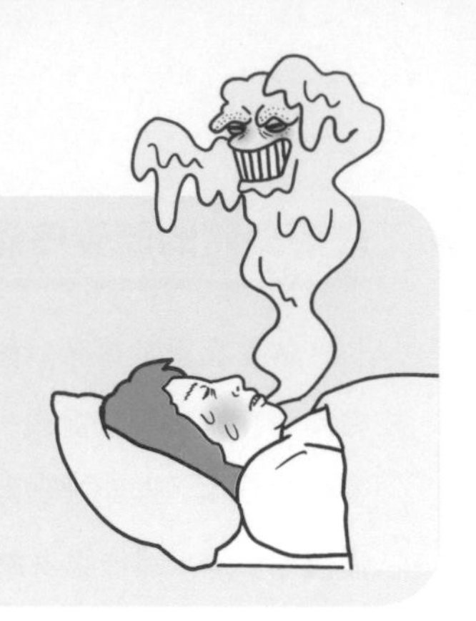

真的有鬼壓床嗎？奇妙體驗是大腦錯覺!?

這世上有常常遇到鬼壓床的人，
也有能看到妖精一類事物的人。
這些是不是也跟大腦有關呢？

鬼壓床是一種睡眠障礙。但能看到鬼的或許是真的……？

用醫學用語來講，鬼壓床指的是名為「睡眠癱瘓症」的睡眠障礙，**是一種「雖然意識是清醒的，但大腦皮質的運動系統腦區還未開始工作」的狀態，經常發生在淺眠（快速動眼睡眠期）跟深眠（非快速動眼睡眠期）交替的入睡前後**。有的人只需幾秒就結束，但也有些人會持續2～3分鐘。

不過，雖說有意識，但也沒有白天那麼清醒，是處於一個半夢半醒的階段。在鬼壓床時衍生出「一個穿著白色和服的老婆婆坐在枕頭旁邊」情節的狀況，極有可能是一場夢。我以前也常常經歷鬼壓床，但在39歲做完扁桃腺摘除手術、使我的阻塞型睡眠呼吸中止症獲得改善之後，就再也沒有遇過鬼壓床了。

除了鬼壓床以外的鬼魂等靈異現象，雖然我不會說全部都是假的，但是有很大的可能是大腦的錯覺。我們知道，視覺特別容易產生錯覺。當我們身處一個昏暗的地方，勉勉強強好像看得到人影……在這種狀況下，大腦過度專注，想像力（幻想）爆棚，便會令人對「有鬼出現」深信不疑。

另一方面，**即使是那些普通的五感所不能識別的東西，只要這些事物**

確實存在，我們就不能否認有人能夠「看見」它們（➡P.192）。

那種在深山裡被大自然包圍、修行僧會在那裡修行的地方，我想可能比較容易看到特殊的事物。我就讀大學一年級的時候，曾在富士山山腳下的一棟校舍裡，看到一個「模模糊糊的漂浮物體」騎在校工大叔的背上（笑）。第一次看到的時候，我以為那是我看錯什麼了，所以認為那個畫面具有在不同日子再度看見的再現性。只不過，在那之後我就再也沒看到了。恐怕是受到附近的光線亮度或光照情況等當下的狀況所左右吧。那些被稱為靈媒的人，我也不認為他們一天到晚都會看到鬼魂。

鬼壓床時的大腦內部

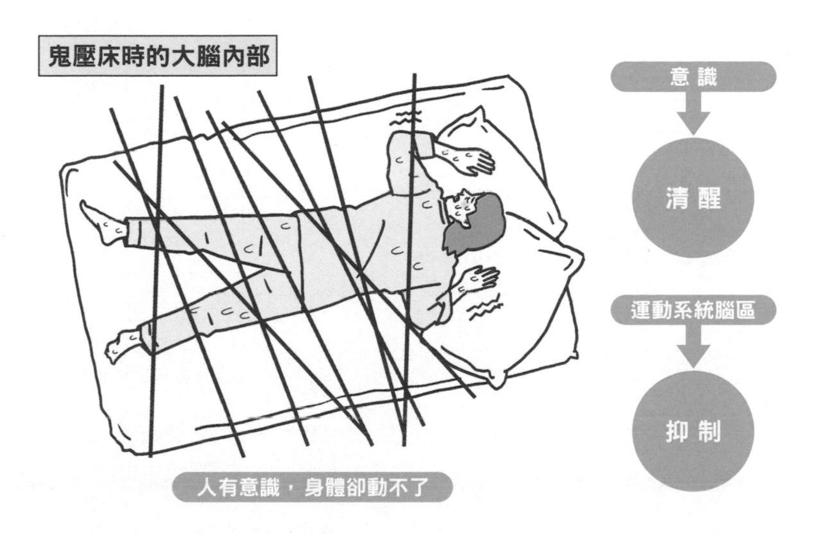

＼ 加藤醫師有話說 ／

癲癇這種病過去被認為是一種附身現象。那些現在還只能曖昧地描述成「靈異現象」的事情，或許能用科學解釋的那一天將會到來。

COLUMN 2

在家也能做的健腦運動

在自己家裡這種熟悉的環境裡，如何多多製造刺激是活化大腦的關鍵。遠距工作時也不要老是坐著不動，給環境帶來一些變化，像是換個房間、改變辦公桌方向等等，或者像矽谷的辦公室那樣站著用電腦工作都是不錯的做法。

為了維持大腦的健康，運動、睡眠和氧氣必不可少。藉由廣播體操或伸展運動來活動身體、遵守起床就寢的時間、勤於開窗通風，請將這些動作銘記於心。

另外，容易成為意料之外的盲點的，是「發出聲音」這件事。要有意識地增加與家人或同住者的對話，以避免出現「一整天都沒跟任何人說話」的情況。一個人住的話，可以隨著音樂唱歌或朗讀書籍，練習英語會話也很推薦。

對比新冠肺炎爆發以前的情形和現在，列舉其中衍生出的「不方便、無聊」等不滿，是大腦記憶的一種機制。不過大腦可以透過描繪將來的希望而活化（➡P.39），因此請著眼於未來的人生，做現在的自己應該做的事吧！畢竟大腦的犒賞系統活躍起來，壓力也就不容易堆積如山。

参考文獻

參考論文

● Dekaban AS. Changes in brain weights during the span of human life: relation of brain weights to body heights and body weights. Ann Neurol 4:345-356. 1978

● Hasegawa M, et al. Development of myelination in the human fetal and infant cerebrum: a myelin basic protein immunohistochemical study. Brain Dev 14:1-6, 1992

● Kato T, et al. Human Visual Cortical Function During Photic Stimulation Monitoring by Means of Near-Infrared Spectroscopy. J Cereb Blood Flow Metab 13: 516-520. 1993

● Kato T, et al. Assessment of Maturation and Impairment of Brain by I-123 Iodoamphetamine SPECT and MR Imaging in Children. The Showa University Journal of Medical Sciences 5: 99-115, 1993.

● Kato T. Principle and technique of NIRS-Imaging for human brain FORCE: fast-oxygen response in capillary event. International Congress Series. 1270C, 88-99, 2004

參考書目

●《生命とは何か──物理的にみた生細胞》
E・シュレーディンガー著、岡小天、鎮目恭夫訳（岩波新書）

●《脳と心の正体》
ワイルダー・ペンフィールド 著、塚田裕三、山河宏訳（法政大学出版局）

●《言語と脳》杉下守弘著（紀伊國屋書店）

●《脳は自分で育てられる》加藤俊徳著（光文社）

●《アタマがみるみるシャープになる！ 脳の強化書》加藤俊徳著（あさ出版）

●《記憶力の鍛え方》加藤俊徳著（宝島社）

●《一番よくわかる！ 脳のしくみ》加藤俊徳監修（メイツ出版）

●《悩まない脳の作り方》加藤俊徳著（辰巳出版）

●《脳が知っている 怒らないコツ》加藤俊徳著（かんき出版）

●《片づけ脳──部屋も頭もスッキリする！》加藤俊徳著（自由国民社）

●《脳が若返る最高の睡眠：寝不足は認知症の最大リスク》加藤俊徳著（小学館新書）

●《50歳を超えても脳が若返る生き方》加藤俊徳著（講談社＋α新書）

●《ADHDコンプレックスのための“脳番地トレーニング”》加藤俊徳著（大和出版）

●《脳を鍛えれば、人生が変わる》加藤俊徳著（海竜社）

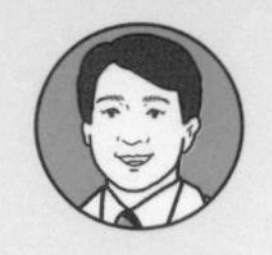

結語

邁向健腦之路

陽光普照，蟬聲轟鳴的炎炎烈日，在看得到海、聞得到潮水氣息的操場上，於全縣田徑大賽即將來臨之際，國中3年級，當時14歲的我，在意識朦朧的狀態下努力練習著。為了練習100公尺賽跑而擺出起跑姿勢的那瞬間，我自以為明白地想：「啊，問題出在大腦！大腦有祕密啊！」「糟糕了，離縣賽只剩一週了，但只有大腦我完全沒練到。」那是我感覺到內心心聲，也就是大腦心聲的一瞬間。

在那之前，為了刷新田徑紀錄，我一直在以自己的方式進行訓練，鍛練身體每個角落的肌肉。然而，當下我才發現，我唯一漏掉的是操控身體的「大腦」。

此後經過了45年的歲月，我到現在還志向不變，持續不斷地研究著大腦，因為我想從自己的大腦出發，解決心靈方面的問題。45歲時，我確立加藤式腦部影像鑑定法（磁振造影大腦圖像診斷），並試著透過磁振造影診斷自己的大腦。然後我了解到，原來從小一直困擾著我的「無法順利閱讀平假名」問題，其實是導因於「閱讀障礙」。

「這就是過去讓我煩惱不已的原因嗎？」在頭腦中理解這件事以後，我感覺至今為止的苦惱都煙消雲散了。

在本書中，我介紹了自己過去的經驗和研究成果，以及仍在發展茁壯的腦科學資訊。哪怕一個也好，希望各位讀者可以實際體會書中闡述的見解或建議，開創一條新的人生道路。

人的大腦會天天變化，各自成長。藉由學習和體驗所得到的東西，一定會為大腦的成長帶來影響。

所謂的「健腦之路」，指的是一邊培育自己的大腦、使其成長，一邊向前邁進的人生之道。持續走在健腦之路上，這件事會成為各位的力量。只要這麼做，大腦就會有所進步，到時必然開啟新的「大腦潛能」。你的大腦擁有著你尚未遇見的可能性。

Your possibility is created in your brain.

「大腦學校」負責人、加藤白金診所（Kato Platinum Clinic）院長
腦神經內科醫師 加藤俊德

加藤俊德（KATO TOSHINORI）

新潟縣出生。腦神經內科醫師兼醫學博士。加藤白金診所（Kato Platinum Clinic）院長。「大腦學校」股份有限公司負責人。昭和大學客座教授。

「腦區訓練」的提倡者。大腦發展學與磁振造影（MRI）圖像診斷的專家。14歲時便為了了解「鍛鍊大腦的方法」而下定決心讀醫學系。1991年發現「功能性近紅外線光譜（fNIRS）」，如今此種腦部活動測量法已被運用在全世界超過700所機構之中。1995～2001年，在美國明尼蘇達大學放射科從事阿茲海默症與磁振造影圖像的研究工作，發現和注意力不足過動症（ADHD）、溝通障礙等病症有關的「海馬迴遲緩症（Hippocampal Infolding Retardation）」。

返回日本後，在慶應義塾大學、東京大學等單位從事腦科學研究，並創立「大腦學校」、「加藤白金診所」，運用獨門研發的加藤式腦部影像診斷法（磁振造影大腦圖像診斷）診療超過一萬名以上的患者，患者年齡層從幼兒到極端高齡人士皆有。目前加藤白金診所的過動症專科門診，會針對疑似患有過動綜合症（併發型過動症）的患者實施強弱腦區的診斷，並提供學習指導、就業指導及不完全仰賴藥物的治療。

著有《66妙招，輕鬆練出好腦力》（天下文化）、《培育發育遲緩孩童的腦區訓練法》（暫譯，Shuwa System）、《整理腦：讓房間跟大腦都變得整潔清爽！》（暫譯，自由國民社）、《專為過動症患者打造的「腦區訓練法」》（暫譯，大和出版）等多部作品。

「腦區（脳番地）」（日本商標登錄第5056139／第5264859）

Staff

內文設計／木村由香利（986DESIGN）
插畫／KAZMOIS
執筆協助／安藤智惠子
編輯／VIEW企劃股份有限公司（野秋真紀子、加藤朱里）
企劃、編輯／端 香里（朝日新聞出版 生活・文化編輯部）

想遠離煩惱就要先管住你的腦

54招超強馭腦術，工作、人際、戀愛問題迎刃而解！

2021年4月1日初版第一刷發行

作　　者　加藤俊德
譯　　者　劉宸瑀、高詹燦
編　　輯　陳映潔
美術編輯　竇元玉
發 行 人　南部裕
發 行 所　台灣東販股份有限公司
　　　　　＜地址＞台北市南京東路4段130號2F-1
　　　　　＜電話＞(02)2577-8878
　　　　　＜傳真＞(02)2577-8896
　　　　　＜網址＞www.tohan.com.tw
郵撥帳號　1405049-4
法律顧問　蕭雄淋律師
總 經 銷　聯合發行股份有限公司
　　　　　＜電話＞(02)2917-8022

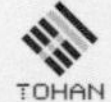

國家圖書館出版品預行編目資料

想遠離煩惱就要先管住你的腦：54招超強馭腦術，工作、人際、戀愛問題迎刃而解！/加藤俊德著; 劉宸瑀、高詹燦譯. -- 初版. --臺北市：臺灣東販,2021.04
208面；14.8×21公分
ISBN 978-986-511-657-6 (平裝)

1.健腦法 2.生活指導

411.19　　110002914